大是文化

MAYO CLINIC
妙佑醫療國際

# 疲倦的青少年

TIRED TEENS

孩子天天喊「累」？先別罵他懶，
這可能是我們稱為「疲倦」而忽視的病。

全美排名第一的梅約診所小兒科醫師
菲力普・R・費雪（Philip R. Fischer）◎著
廖桓偉 ◎譯

U0020905

獻給過去的病患，你們讓我學到關於慢性疲勞的知識。

獻給目前的病患，感謝你們好心與我分享你們康復的過程。

獻給未來的病患，預祝你們有好的結果。

願你們所有人都能享有改善過的健康狀態，

也願你們知道，我有多感激你們向我分享你們的生活。

讀者，歡迎你！

我與我的家人、還有數千名疲倦的青少年，都是跟這本書一起成長的。

30年前，當我第三個小孩出生時，我自己就因為慢性的感染後疲勞而情緒低落，直到第四個小孩出生後才康復。我家老四在念高中的時候，做了一個關於姿勢性直立心搏過速症候群（postural orthostatic tachycardia syndrome，簡稱POTS）的科學專題研究。而在本書清樣交給我的那一天，他的女兒剛好出生。

綜觀每個世代，小孩從青春期長大成人，期間有時還伴隨著令人衰弱的疲勞。不過他們總是有希望康復與重獲新生。根據我個人與專業的經驗，本書已經「出生」，現在可以交給你了。

我提供這本書，希望它能在你自己、或你非常關心的人面對慢性疲勞時，鼓勵並啟發你。我給你這幾頁字句，期待你能夠痊癒與康復。我殷切期盼能看到、聽到你的康復過程，將如何使你成長，並有助於別人。願本書能在克服疾病、恢復健康、提供希望上有所幫助，並產生令生活更圓滿的生產力。

請在TiredTeenagers@gmail.com與我分享你的故事與想法。

祝你讀得愉快！

菲力普．費雪

# 目錄

推薦序一

# 電器故障不見得是電器出問題，身體器官的毛病也是如此

自律神經失調症協會理事長、《早安健康》專欄醫師／郭育祥

如果你生於十七世紀的歐洲，當時正統的醫生可能會利用血蛭為你放血。如果你生於十八世紀，若是有醫生想為生病的你進行手術，他可能會被當作異端而處以死刑。如果你生於十九世紀，恭喜！生病終於可以動手術了，但手術前醫生們並不會特地消毒，即便他的手上、身上，還沾染著上一位患者的血或體液……。

這些如今我們看來十分荒謬、不合理的過往，在當時都是既正當又正義的。換個角度來看，人類所認知到的「知識」，幾乎每隔半年就會增加一倍，過去許多我們不能理解的事情，現在也開始有答案，就如同本書所描述的慢性疲勞與POTS。

我完全可以體會作者菲力普．R．費雪醫師，撰寫本書的起心動念，畢竟能讓久病不癒、求助無門的患者重回健康生活，是醫者最開心與驕傲的事。

一九九九年，當我仍在傳統醫療體系執業時，便發現有許多患者的不舒服，是當時檢查不出來的，即使採用了最新穎先進的檢測設備，一樣找不出原因。例如有強烈的心悸胸悶，但做了心臟超音波，顯示心臟很健康；明明頭痛暈眩，但檢查了腦波，也做了核磁共振、電腦斷層，卻發現大腦一切正常；受反覆胃痛、腹瀉所苦，然而腸胃科醫師說：「胃鏡、腸鏡顯示你的胃腸無異狀。」異常頻尿到影響生活作息，但泌尿科醫師說：「應該只是太緊張，膀胱過動症，跟它和平共處就好。」

有太多太多的健康問題找不到答案，這些人的不舒服被當成「想太多」，甚至是「不夠累」、「日子過得太閒」，家人、朋友乃至於求助的醫生，最後往往建議患者要「放輕鬆」，然而他們的感覺都是真實存在的。**如同飽受POTS所苦的青少年，那揮之不去的疲倦並非無病呻吟。**

這些受過精良訓練的專科醫師，絕對不是蓄意忽略患者的不舒服，也不是刻意誤解那些造成症狀的根本原因，而是在他們接受的訓練中，「哪裡不舒服就檢查哪裡，檢查無異狀即代表正常」，就像一加一等於二。

但人體的奧祕往往不等於這樣的必然。很多時候，**器官本身沒有問題，是控制器官的神經系統出錯了**。我常這麼打比方：家裡的電視、電鍋、電腦、電冰箱統統沒壞，是供電系統壞了、停電了，那麼就算再怎麼檢查維修這些電器，只要供電不順，它們一樣無法好好運作。自律神經失調症如此，與之關聯性強烈的 POTS 亦然。

最後，我為疲倦的青少年朋友，以及這些青少年的父母親，真摯誠懇的推薦本書。書中不僅有醫師論述與護理人員觀點，也有來自患者與家屬的親身分享，深入淺出、面向多元。最重要的是，你們將可以不必再辛苦痛苦的度過每一天，當你們開始了解自律神經失調與 POTS 是怎麼一回事，就有機會透過正確醫療，重新找回健康舒適又自在自主的人生。

推薦序二

# 當疲勞問題成為流行，可能影響一輩子

TVBS《健康2.0》主持人／鄭凱云

「親愛的，你累了嗎？」

「來一罐……」

電視廣告詞，已然變成生活中人人琅琅上口的玩笑對話。但仔細想想，廣告詞之所以快速成為人際互動的流行語，不正是因為人人都感到心有戚戚焉嗎？

現代人的通病似乎是：怎麼睡都睡不飽、提神飲料一瓶一瓶灌、咖啡也一杯接著一杯、再吞幾顆綜合維他命。在你我身邊，一定有很多人過著這樣的「生活日常」，但是，過去我們只注意到大人有慢性疲勞的隱憂，卻從來沒有留意過，孩子們竟然也處在慢性疲勞的漩渦當中。

過去我們總說「少年維特的煩惱」，好似只有少數個案承擔著過度煩惱，且這些影響自身的問題相當鮮明；而現在我們面對的是「疲倦的青少年」，青少年的煩惱、疲憊反倒成了常態，且不見得知道原因為何。**事實上，沒睡飽、自律神經失調、其他疾病（如本書特別介紹的POTS）等，都可能是疲倦的主因。**

透過書中各章節的詳細描述，我才知道，原來我們最親愛的孩子們，也天天處在疲倦乏力的生活當中，但他們又得背著大大的書包、拖著沉重的步伐，走進校園和課後補習班，面對學業、考試、同儕人際……諸如此類來自四面八方的壓力，光想像就相當心疼。

我們大人工作八小時已經夠累了，甚至有人戲稱「累得像狗一樣」，一週偶爾加班一、兩天，就叫人身心俱疲，罵聲連連。但你有沒有想過，大人早上九點上班，孩子七點多就要到校開始早自習，中間還有好幾個科目要考試；好不容易熬到放學時間，卻連一丁點鬆懈的籌碼都沒有，馬上得轉進安親班或補習班，幾乎天天都補到晚上八、九點，才能回到溫暖的家……然而，回家並不是放鬆的開始，因為還有成堆的作業，等著孩子們一一完成。

這些都還只是外部看得到的因素，但有時候，其實是身體內部出了問題，且一時很難檢查出來，所以疲勞問題真的不可不慎！

根據國際間的研究，美國發現有將近三分之一的青少女，每個星期至少有兩天早上感到相當疲憊；而在英國，每一百個青少年當中，竟然就有一個因為疲勞而失能，導致人際互動和社會關係出現問題，甚至無法參與正常的校園與社區活動。影響所及，恐怕不是短短的國中三年、高中三年而已，甚至可能影響一輩子的健康和工作表現。

任誰都不想成為無精打采的少年、萎靡不振的青年，甚至之後成為疲憊不堪的中年、鬱鬱寡歡的老年！所以很開心在《疲倦的青少年》中，作者幫我們做家長的，找出各種可能性和有效的解決之道，包括心理和生理健康層面，以及飲食、運動的改善方針，帶領家長和孩子們，找到一條身心健康的成長道路，即使因為疾病而感到疲倦，也能看見康復的希望。

# 序言
# 我的孩子為什麼這麼容易喊累？

青少年很疲倦。

**現今的青少年受疲勞所苦的比例，幾乎跟流行病一樣。**

青少年自己最清楚這件事。許多人按下鬧鐘的貪睡按鈕，早上能賴床多久就賴多久。當他們到學校的時候還是拖著身子，而且他們會喝含咖啡因的飲料，來幫助自己撐過早上。

父母知道青少年很疲倦。他們費盡心思鼓勵小孩起床與準備上學，但他們覺得自己很嘮叨。明明父母自己的就寢時間過了很久，他們晚上卻還要試著說服青少年去睡覺，這樣父母早上才不會這麼累。

學校知道青少年很疲倦。有些學校甚至將到校時間往後延。老師發現青少年在早上十點左右上課的話，課業表現會有所改善。

醫生也知道青少年很疲倦。研究顯示有將近三分之一的美國青少女，每週都至少有兩天早上很疲勞。在歐洲，二〇%的荷蘭女孩與七%的荷蘭男孩，疲倦持續的時間超過三個月。在英國，每一百個青少年中，就有一個因為疲勞而失能，無法參與正常的校園與社會活動。

疲勞是很常見的現象，而且會把生活搞得一團糟。世界各地都有青少年與其家人受疲勞所苦。不幸的是，青少年與其父母都不知道青少年為什麼會這麼累，他們的醫生也無法給他們清楚的答案。

為什麼有這麼多青少年覺得疲倦？

難不成有什麼「神祕的疾病」暗中奪走青少年的精力？

他們要怎麼康復？

我是小兒科醫師，很關心不遠千里來尋找答案、希望能康復的病患。我有許多病患都很疲倦，而且儘管他們自己、以及他們的家人與醫生，好幾年來都維持積極的心態，並投注所有心力，但他們並沒有好轉。

我們看過的大多數人，最後都有得到答案與希望，並且痊癒。這固然是好事一件，但經過大家口耳相傳，有上百個家庭來找我的團隊，可是我們的人員擴編得不夠快，無法顧及所有來向我們求助的人。

所以，我寫了這本書，把它當成我親自給你的訊息，無論你是疲倦的青少年，還是疲倦青少年的親友。我的目標是幫助你在康復的過程中找到方向，還有提供答案與工具給你，幫助你真正好轉。我很樂意親自與你見面、並與你合作，但我更希望你不必來找我們就能康復。

雖然這本書的目的，是讓我親自與你溝通，但我也是因為有龐大的團隊當後盾，才能夠提供這些內容。自從我一九八四年完成小兒科的訓練後，幾年來我遇到許多很棒的老師，而我從病患與其家庭學到的事情又更多。這段了解青少年慢性疲勞的旅程，有優秀的同事參與其中。即使我們尚未找到所有答案，但因為科學夠進步，所以還是能提供許多協助。為了將這本書呈現給你，許多人付出了時間來協助我。

儘管如此，也不是光讀這本書、或實踐書上的建議，就能夠康復。你需要有自己的團隊才能促進康復。你的團隊成員包括支持你的家人與朋友、醫療保健專家，以及其他許多人。我希望本書的內容能夠提供足夠的資訊、甚至啟發，幫助你踏上成功的康復之路。

疲倦的感覺糟透了！除了你之外，其他許多青少年也受疲勞所苦。但你一定能度過這個艱辛的旅程。疲倦與痛苦都不會永久持續下去。

## ◎本書在談什麼？

**本書在談疲倦的青少年，談他們疲倦的原因，以及他們該怎麼康復。**你會讀到什麼內容呢？前兩部會介紹慢性疲勞的整體概念，幫助你了解疲勞的原因，以及你該怎麼處理它。第三部與第四部則是特地寫給有慢性疲勞問題的青少年，而**慢性疲勞是姿勢性直立心搏過速症候群（POTS）的其中一個症狀——令青少年失能的疲勞，有一半以上是POTS惹的禍。**

## ◎本書是寫給誰看的？

所以誰會因為本書而受益呢？假如你是被長期疲勞所困擾的青少年，假如你有家人或朋友為疲勞所苦，假如你要照顧疲倦的青少年，那這本書就是寫給你看的。有些意見是直接寫給青少年看的，有些則是能幫助疲倦青少年的親友，不過只要我們能彼此分享相關資訊，我們全都得以受益。我希望每個讀者都能在本書中找到寶貴的建議，而這些內容將會幫助疲倦的青少年與其家人，邁向真正的康復。

讓我們同心協力達成這個目標吧。我會分享自己治療疲勞青少年的多年經驗，而我的前病患蘿拉（Laura）與她的父母，將會以更個人化的角度來探討如何與POTS、慢性疲勞共處。

稍後我也會分享護理師金妮（Jeannie）與凱（Kay）的見解，但現在我們先聽聽蘿拉怎麼說吧。

## 我的病患蘿拉的自述

我的成長過程既正常又健康。我是游泳健將，小提琴也拉得很好，所以我總是忙個不停；我平日的行程是在學校上完一整天課之後，先練習游泳三小時，再上小提琴課，然後吃晚餐、寫作業、上床睡覺。

我喜歡忙碌、做自己愛做的事，所以當我十五歲生病時，我真的快崩潰了。一開始我只覺得自己在水裡變遲鈍了——無法發揮應有的實力，接著其他症狀也開始浮現——心跳加速、慢性頭痛、噁心與極度疲勞。三個月內，我從本來一天可以訓練三至六小時，變成連爬一段樓梯都很辛苦。我早上無法起床，還會睡一整天。

幾個月前，我還是活力充沛的青少年，現在卻完全變了一個人。

我與我的家人向好幾個醫生求助，試著弄懂我到底怎麼了，但無論醫生檢查了多少次，都沒人能夠明確的診斷出原因，而我躺在床上看著自己的人生流逝，越來越灰心。

## 蘿拉父母的自述

回想起來，其實有許多早期徵兆顯示出，蘿拉開始受到POTS所苦。問題在於：我們不知道發生了什麼事。

蘿拉好幾年來都是游泳健將。高一升高二那年夏天，她每天都參加游泳隊的練習兩次。當她的隊友趁訓練的空檔去看電影、打工或閒逛的時候，我們的女兒在睡覺。她會抱怨她的雙腳與雙腿「很重」。即使她每天練習兩次，還花了很長的時間休息，但她還是越游越慢。她看起來非常蒼白，而且體力頂多只能勉強拖著身體移動……她才十五歲。

身為父母，我們只覺得她訓練太辛苦，而且正在成長，導致身體承受了很大的壓力，所以我們可以理解她需要更多睡眠。我們第一個請教的專家，覺得她的問題起因於訓練過度，因此治療方式是停止游泳一個月、休息與注重營養。高一那年秋天，她越來越衰弱，直到她疲勞到無法正常上學。這段期間，我們看過好幾個醫生，想確定她不斷增加的症狀是怎麼造成的。儘管所有檢查結果都正常，但症狀依舊持續。

過了一陣子之後，我們的女兒開始頭暈、心搏過速（心跳太快），還有嚴重的腦霧（brain fog，譯註：一種精神錯亂的感覺，就像霧一樣遮蔽清晰思考的能力與記憶能力）。當她一停止游泳、把大部分時間拿來睡覺，她就越來越無法動彈，而且症狀也嚴重惡化。不幸的是，雖然症狀來得又快又猛，但檢查結果從來沒變過——一切正常。

我們依舊沒有獲得診斷。我們的女兒現在十六歲，每天睡二十小時，還覺得很痛苦。我們無憂無慮、甜美、精力充沛的女兒已然消失，而且我們害怕她無法好轉。她的生活跟一年前天差地遠。光是起床、淋浴與穿衣服這些小事，對她來說都是大難關。她的病情迅速失控，而我們已經不只是擔心與害怕而已。無從診斷，使我們失去希望、覺得灰心，因為沒人能幫我們了解發生了什麼事……。

你已經認識了我，也已經認識蘿拉與她的父母。過程中，你會聽到更多來自我們的建議，而且你也會讀到金妮與凱的意見。她們是很優秀的護理師，幫助過數百位青少年克服POTS以及其他形式的慢性疲勞。最後，我期待能聽到你從疲勞康復的完整故事。（請將故事寄到TiredTeenagers@gmail.com。）

痛苦與希望。疲倦與康復。你們每一個人與你們關心的人，都有可能被正確診斷，並且真正好轉。康復？沒錯，有可能完全康復。

## 重要名詞定義

在我們繼續往下看之前，我們要先確保不會誤解彼此的意思。我們來檢視一些定義吧。這些定義會帶出一些主題以構築討論，而我稍後會更詳細的談論它們。

### ●疲勞：

實務上我們可以把「疲勞」（fatigue）與「疲倦」（tiredness）當成同樣的意思。雖然愛睏也是疲勞或疲倦的一部分，但在本書中，疲勞或疲倦的意思通常不只是愛睏，而是泛指一種缺乏精力的感覺。它會給你帶來負擔，使你感覺身心很沉重，進而難以活動。

### ●慢性：

「慢性」這個詞是「長期」的意思。**疲勞只要持續三個月以上，就會被視為慢性。**而慢性疲勞意味著疲勞一直存在，與斷斷續續的間歇性疲勞相反。慢性疲勞的程度可能會激烈波動，但患者通常隨時都會感受到它。

**●症候群：**

「症候群」是指一系列結合在一起的症狀或體檢發現。例如POTS就是特定症狀所組成的症候群，稍後你就會學到。

**●自律神經系統：**

自律神經系統掌管的事物通常不必經由我們思考。它控制血流、腸內流動、體溫等事物。

**●自律神經失調：**

有時自律神經會失去平衡，使人們的血流（頭暈、疲勞）、腸內流動（噁心、腹部不適）與體溫調節（比別人覺得熱或冷，有潮熱的感覺）出現問題。我們稱這種情況為自律神經失調（autonomic dysfunction），有些人則稱之為「自主神經紊亂」（dysautonomia）。自律神經失調可能是單獨的問題，或源自另一個透過自律神經而顯現的問題。

**※審定註：自律神經為一遍布全身上下的神經系統，除了指甲與毛髮外，身體內外的組織器官均受其影響，故而失調時，症狀可能產生於身體各處，且時好時壞，反覆遊走。**

**●不耐久站：**

有些疲倦的青少年（像是蘿拉），他們的極度疲勞是因為無法運動、或起身時產生惱人的頭暈而引起的。這些青少年通常也會頭痛或腹部不適。當某人平時就覺得站著比躺著還不舒服，我們就會說這個人不耐久站（orthostatic intolerance）。「ortho」指的是直立姿勢，而「intolerance」意味著這個人不太能忍受這個姿勢。

**●姿勢性直立心搏過速症候群（POTS）：**

POTS是一種自律神經失調，特徵是長期不耐久站，以及切換成站姿時心率變化太大。有些人的自律神經失調只有不耐久站這個症狀——與POTS的症狀非常類似。但有POTS的人在起身的時候，心率也會過度變化。有些人（像是蘿拉）會察覺他們起身時心跳加速，或是他們的醫生會察覺到這件事。

「姿勢性」指的是改變姿勢；「直立」指的是站著不動；「心搏過速」指的是心跳太快；「症候群」指的是一系列症狀，像是長期疲勞、平時很難站直、起身時心率過快，或是頭痛、腹部不適等其他症狀。為求簡化，有些人會省略「直立」這個詞，稱這種疾病為「姿勢性心搏過速症候群」。

## 慢性疲勞vs.慢性疲勞症候群

有時慢性疲勞也會被說成是症候群。我在本書使用「慢性疲勞」這個名詞的時候，指的是一種長期疲倦且缺乏精力的體驗。

有慢性疲勞的人，通常也有許多其他症狀，而這些症狀有時會聯集成一個特定的症候群，其他人也會出現這些症狀。自一九九〇年代開始，研究人員將幾個症狀與發現彙整在一起，稱為「慢性疲勞症候群」。這種彙整在研究的時候很有用，可以確定受試者是相似、可比較的。

但在一般的使用上，「慢性疲勞症候群」這個名詞的意思，有時是指疲倦引起許多其他問題，而人們對它們的理解有限，且可能永遠無法從中康復。所以我不想在研究以外的領域使用「慢性疲勞症候群」這個標籤，因為它只會讓病患與其家人更灰心，並沒有必要。正如你將在本書中看到的，我們真的非常了解慢性疲勞，而大多數人都有好轉。

## 蘿拉父母的自述

蘿拉十六歲生日後幾個月，我們前往位於明尼蘇達州羅徹斯特市的梅約診所（Mayo Clinic），在那裡我們終於確定發生了什麼事。總算診斷出結果了！治療計畫讓我們如釋重負，而我們希望蘿拉的康復之路能就此開始。

（編註：梅約診所為本書作者費雪醫師執業的醫院，有美國排名第一醫院的美譽。該診所於二〇二〇年公布官方中文譯名為妙佑醫療國際機構，但考慮到臺灣過去多譯名為梅約或梅奧診所，故本書會統一以梅約診所稱之。）

準備好了嗎？我們都準備就緒了——我們已經跟蘿拉和她的父母攜手合作，也了解一些重要名詞，當然也想要克服慢性疲勞。現在，我們動身吧！

第一部

# 如同流行病的慢性疲勞

# 第1章 比課業學習更重要的事：睡好覺

如果想好好享受明尼蘇達州的冬天，真的需要多費心才行。我出門上班的時候，天色是暗的，等我回家時天色又變暗了。空氣很冷，人行道結了冰。而我小時候住的南加州，天氣幾乎一直都很完美。可是我在明尼蘇達度過二十二個冬天之後，反而有點同情困在加州的人。因為他們錯失了季節變化——秋天蓋滿落葉的草坪，以及春天歸來的候鳥，加州人都享受不到。

我們的世界是由規律與模式創造出來的。季節變化、日出與日落。而人生當中的韻律，像是我們的音樂與體育賽事，在許多方面都反映出自然界的變化週期。比起單調的音樂，我們更喜歡節奏，既喜歡延長音也喜歡漸強音。我們的體育賽事有分節數與局數，而且每個體育賽事都有自己的賽季。我們會從一個活動階段移動到下一個。

**我們的身體也是設計來遵從規律的，體內的化學作用與荷爾蒙都遵從週期模式。我**

們在晚上休息、恢復活力，並在白天積極消耗我們儲存的資源。我們在活動與休息之間循環，從耗費體力的時刻移至恢復期。

但很忙的時候就另當別論了。

**有時候，之所以一整天都覺得累，就只是睡眠不夠充足而已。**也許我們覺得自己的事情太重要，或者我們讓自己的生活太忙碌，所以沒時間慢下來，讓身體度過它本該進行的休息週期。

## 我該睡多久？怎麼知道自己睡飽了？

前陣子，有一位少女從好幾個州之外跑來找我，因為她一直覺得很累。經過徹底的評估後，我發現她唯一的問題就是睡眠不夠充足。我解釋說，青少年每晚平均需要九小時的睡眠，而她只睡六小時，當然不夠。結果她的母親氣到全身僵硬，還提高聲音叫道：「你根本不懂德州的青少年！她忙到每天晚上都沒辦法睡超過六小時！」顯然這對母女對於身體的能耐、以及到底需要多少睡眠，都有不切實際的期待。

美國高中生每晚的睡眠時間平均為七．五小時。當然，有些人可以只睡七．五小時，但有些就必須每晚平均睡超過九小時，否則睡眠不足會導致極度疲勞。雖然每個人狀況不同，但**大多數的青少年，每晚都必須好好睡個九小時。**

為什麼我們會覺得自己忙到不能睡覺？

有些青少年（例如表現優異的體操選手或舞者）的觀念是，你每天必須練習一項運動四至六小時、取得優秀的學業成績，還要花很多時間與朋友相處。既要拿出專業水準的表現，又要維持其他的一般青少年活動，如此這般，青少年的身體多半都吃不消。

有些青少年則是被個人物品給「占據」了。人們在遇到暴風雨的時候，停電是其中一件痛苦的事，因為他們無法替手機或其他裝置充電。同理，我們設計出來幫助自己的科技工具，最後也可能會奴役我們。我們開始覺得自己必須一天二十四小時都開機、登入，以回覆其他人。

這幾年來，我們已經知道看太多電視會導致肥胖與疲勞。睿智的小兒科專家建議青少年，每天看螢幕的時間不得超過兩小時，這包括看電視、影片、電影、社群媒體、非教育網站。然而大多數的青少年每天花在螢幕前的時間，都至少是兩倍以上！你睡覺的時候握著手機嗎？可能就是你與你的手機，讓你的身體無法放鬆到足以進入熟睡階段。有時我們「太忙著做」看似正常的事情，哪怕這些事情對我們的身心健康有害。

有一大堆事情讓我們覺得自己忙到睡眠不足——無論體育賽事、學業或跟朋友閒逛。我們每個人都必須設定事情的優先順序。一旦我們失去平衡並感到疲倦，做事的時候就會比較不舒服、沒效率，因此我們應該要規畫時間，清理我們的行程，這樣才能兼顧重要的事情，以及充分的休息與睡眠。我們在一天當中需要喘口氣，換個環境；或許**我們應該訂下「科技齋戒期」，期間不使用通訊裝置與別人直接溝通。**

你有睡飽嗎？**假如你要用鬧鐘才能醒來，就表示你的身體可能沒充分休息。**假如你週末睡得比較久，那麼你的身體可能在「償還」這一週累積的「睡眠債」。無論如何，你都可能需要更多的睡眠！

### 蘿拉的自述

無論睡了多久，似乎都無法緩解將我壓垮的疲勞。我經常睡掉一整天，並開始覺得下午與晚上比較清醒。等到晚上真正該上床的時候，我會覺得完全清醒，即使我依舊極度疲勞。

這段時期，我的睡眠衛生（sleep hygiene，編註：指為了擁有良好的夜間睡眠品質和充分的白天警覺性，而必須採取的做法和習慣）很糟糕。當我睡不著時，我會在床上看電視，而且總是把手機放在身旁一整晚。

## 睡眠規律：每九十分鐘為一循環

睡眠到底是怎麼運作的？

阿拉斯加（也就是我「躲起來」寫這本書的地方）的熊在冬天會「關機」。牠們的生存手段，就是讓身體進入慢動作狀態，直到能取得更多食物。人類則不會冬眠；我們在晚上也不會真的「關機」，反倒持續燃燒能量，大約是白天能量消耗的九〇％～九五％。**我們的大腦不會停止運作，而是會循環通過一連串的睡眠階段**——我們的荷爾蒙水準會高低起伏；肌肉會放鬆；循環會清除系統內的廢物；身體會恢復活力並成長。人類的睡眠不同於熊的冬眠，並非完全不活動，而是擁有一連串規畫過的恢復活動。

關於人類腦波的研究發現，睡眠分為幾個不同的階段。

當你漸漸入睡的時候，你的大腦會逐漸進入更深的睡眠階段，叫做「非快速動眼期」（non-rapid eye movement，簡稱NREM）睡眠。在最深層的睡眠中，腦波又大又慢，而你更難醒來，這是睡眠中最有恢復效果的階段。接著你會從深層睡眠移至「快速動眼期」（rapid eye movement，簡稱REM）睡眠，此時眼睛會移動，但身體處於麻痺狀態。夢境就是在REM階段出現的。

對於年紀較大的青少年與成人來說，**每過九十分鐘，身體就會循環經過NREM睡**

**眠與REM睡眠**，而深夜睡眠的REM占比較高。這些週期如果被干擾，可能導致白天出現問題，包括無法集中精神與從事需要動腦的工作。

人們從淺眠醒來時醒得最快，例如剛完成整個睡眠週期，並以完整的REM睡眠收尾的時候。與其設鬧鐘在固定時間醒來，現在有些人會買可以感知其睡眠階段的鬧鐘，在淺眠期間叫醒他們。

**睡午覺有時可以趕走一些睡意，但它不像完整的夜間睡眠週期一樣能讓身體恢復，**而且睡午覺反而會讓人晚上更難在適當的時間就寢。

二〇〇五年，醫學期刊《小兒科》（*Pediatrics*）中有一份報告指出，美國有一千五百萬名兒童睡眠不足。然而，這種情況至今仍未改善多少。根據這份研究，睡眠不足的青少年相較於睡眠充足者，有較多健康問題，跟家人的關係也較不和睦。美國的兒童與青少年不但需要睡得更多，還需要睡得更好。

## 長話短說

所以上述這些資訊在講什麼？

第一，睡眠充足的人精神最振作、也最不疲勞。對大多數青少年來說，每晚睡九小時左右才算充足。

第二，最有效的睡眠是循環經過所有階段，完成深層睡眠後再經過完整的REM階段。與其將鬧鐘設在固定時間叫醒自己，不如計算自己的晝夜循環、並在白天自然醒過來，後者效果更佳。

第三，真的太累時，偶爾午睡一下是可行的，但太常午睡會降低夜間必要睡眠的質與量。

## 管控睡眠週期，切勿太常變動

**清醒與睡眠的日常週期，叫做「晝夜節律」**。管控睡眠的其中一個關鍵生理要素，是名叫「褪黑激素」的化學物質。晚間時段，褪黑激素會藏在腦中的松果體（編註：位於上視丘的小內分泌腺體）。褪黑激素幫助人們在晚上入睡，並且維持整夜的睡眠。我們知道青少年通常會經歷晝夜節律的變化，而他們經常變動自己的自然睡眠週期，所以他們很晚才睡，然後早上醒不過來。

## 護理師的叮嚀

我們不會強制規定青少年的作息，但如果要促進康復，就一定得這麼做。

人類的天性就是會受自己喜歡的事物吸引，也偏向選擇做自己喜歡的事情。可惜的是，假如我們要力求平衡，就不能只選擇自己喜歡的，還要做對自己有益卻很困難的事。人生中的挑戰會塑造我們的性格，並且建立我們的韌性。

青少年的大腦更容易被愉悅的事物所吸引，他們大腦的預設選項，就是「開心且立即的事情」。這就是人類小孩與父母同住這麼多年的原因（我記得自己與父母同住時是這麼想的：「哇，我懂的比爸媽更多。我住家裡只是因為我無法養活自己。」）——成長中青少年的大腦必須持續發展，直到青少年能夠安全的獨立生活。

父母必須引導孩子，鼓勵他們遵從那些不怎麼開心的選項或經驗，進而幫助他們建立韌性與成功。

——凱

## 影響睡眠的外部因素

有幾個外部因素，也會影響晝夜節律與睡眠效果。

●**光照量：**

暗處會刺激褪黑激素分泌，而暴露在光線下會降低褪黑激素的分泌量。換言之，睡前關燈、並且在暗處睡覺，對睡眠是有益的。睡前至少一小時別看亮著的螢幕，也有助於睡眠。

●**興奮劑：**

咖啡因以及治療注意力不足的藥物（還有古柯鹼等違禁品），會讓大腦興奮，變得很難睡著。酒精與大麻等抑制劑或許會讓人有點想睡，但它們也會減少 REM 睡眠的占比與效果，惡化整體睡眠。

●**體能活動：**

運動應該是日常「活動——睡眠」週期的一部分。然而，運動會讓身體暫時活躍起來，體能活動後兩小時內會更難入睡。因此**運動固然重要，但與就寢時間隔久一點才是最有效的。**

## ● 時間表：

有些校區會更改到校時間，讓「夜貓子」能夠睡眠充足，再起床開始新的一天。就連專業的小兒科與睡眠醫學團體，都贊成青少年的到校時間更接近正午。

青少年也可以在其他方面調整自己晚上的時間表——像是盡可能在白天早點運動、避免在傍晚與晚上使用興奮劑、關掉電子裝置，以及在睡前讓房間變暗——以協助更改他們的晝夜節律，促使自己更早睡。無論白天需要做什麼身心活動，只要睡眠充足，心思就會更敏銳，身體也更有準備。

### 蘿拉父母的自述

我們的女兒試著入睡時，對光線極度敏感。就算是小夜燈或鬧鐘的光線，都會干擾她放鬆入睡與持續睡著。她的房間有一面遮光窗簾，可以讓室內非常暗，這樣似乎能改善她的光線問題。

此外，蘿拉對噪音也非常敏感，同樣會打擾她的睡眠。她的解決方法是在房間放一個小落地扇，持續產生白噪音（譯註：白噪音由於頻率保持一致，因此可蓋住其他突然出現的聲音，而且就算被吵醒，白噪音也能使人更容易入睡）。直到現在，當我們的女兒回家探望我們，我們也會把窗簾拉下來，拔掉夜燈的插頭，蓋住鬧鐘，然後把電扇拿到她的房間。

## 睡眠障礙讓你睡不好、更疲勞

除了糟糕的睡眠習慣以外，還有許多常見的睡眠障礙，會導致睡眠不足與過度疲勞。你應該把這些睡眠問題當成警訊，趕快去看醫生。適當的醫療保健可以改善睡眠，並減少疲勞。

這些睡眠障礙包括：

● **不寧腿症候群：**

每五十個青少年，就有一個罹患這種疾病，但它經常被忽略、或是沒被診斷出來。

羅患不寧腿症候群的青少年當中，有三分之二的近親也有同樣的疾病，但通常連這些人也沒有被診斷出來。

羅患不寧腿症候群的人，會注意到自己的腿不舒服，尤其是快要就寢的時候。這種不舒服的感覺，可能是逐漸變痛，或是突然一陣刺痛；只要移動腿部，就能稍微緩解這種不適感。也是因為如此，羅患不寧腿症候群的人，白天通常會感到很疲倦，因為他們晚上沒睡好。

根據正規的研究，此病患者在睡眠期間，四肢會異常頻繁的移動，但負責診斷的通常是醫師，看診時，他們只會發現患者心神不寧、不舒服，還有沒睡好。缺乏鐵質有時會導致不寧腿症候群，或使它惡化。初期治療方式通常是讓患者攝取鐵質，使其每毫升血清中儲鐵量超過大多數人維持的範圍（鐵蛋白濃度至少每毫升五十奈克，亦即 50 ng/mL，一奈克等於十億分之一公克）。如有必要，其他神經系統藥物也可能有效。

**※審定註：原發性的不寧腿症候群與多巴胺分泌異常有關，次發性則與缺鐵性貧血較相關。**

**●阻塞性睡眠呼吸中止症：**

有時打鼾是喉嚨阻塞的徵兆——可能是扁桃腺或增殖腺（編註：咽部一塊淋巴組織）

肥大，或是喉嚨組織虛弱或下垂。醫療評估已經證實，打鼾的青少年一定會疲勞。

有時候，打鼾者的大腦會在夜間頻繁醒來（他甚至沒有意識），因為他會暫停呼吸再大口喘氣。醫師將這種疾病稱為「阻塞性睡眠呼吸中止症」。它會打斷規律的睡眠階段週期，讓人早上無精打采，整天都很疲倦。至於療法則依病因而定，可能是切除扁桃腺，或是使用持續性正壓呼吸器（continuous positive airway pressure，簡稱 CPAP），協助氣道在夜間保持張開。

## 憂鬱症與焦慮症，影響血清素總量

罹患憂鬱症、焦慮症或兩者皆有的人，大腦化學物質會有異常。其中一個化學物質是血清素。如果要**製造恰當的血清素總量來幫助睡眠**，就必須適度管控血清素。

睡不好、而且情緒有問題的疲倦青少年，應該去看醫生，確保焦慮症與憂鬱症獲得治療。無論是睡不好造成情緒問題，還是情緒問題導致睡不好，疲倦青少年的各個方面都應該接受治療。

的確，青少年的疲勞是由許多因素造成的，不過許多深受其害的青少年，都有睡眠不足的問題——不是沒睡夠，就是睡眠品質不好。對於某些人來說，調整晚上的時間表、避免使用影響睡眠的藥物、暫時遠離科技產品，就有助於改善他們的睡眠。至於有些疲倦青少年，則需要醫療干預措施，因為他們可能有潛在的疾病，例如不寧腿症候群、阻塞性睡眠呼吸中止症或情緒障礙。

# 第2章 這些病，引起身體無法解釋的疲勞

我家真的有醫生嗎？我自己的小孩遇到健康問題，寧願上網查 MayoClinic.org 網站，也不來找我。無論我們相信父母還是網路，我們應對疲勞的時候，都必須考慮各種不同的疾病與診斷。

除了我談論過的生活因素與睡眠障礙，還有其他許多問題可能造成疲勞。因此對於非常疲勞的青少年來說，看醫生是很重要的。以下是一些可以治療的疾病，它們可能造成間歇性或持續性疲勞。

## 貧血、缺鐵，也會造成疲勞

我有一位十二歲的病患，在歐洲度假時開始體驗到疲勞的感覺。就算她很想逛博物

館、買東西與上館子，但她太累了，沒辦法走太多路。在她錯過許多旅程中規畫的活動之後，她去看了醫生，才知道自己貧血。貧血是指循環系統中的紅血球數量與濃度低於正常值。紅血球會攜帶氧氣到不同的組織，支持身體生產與使用能量。

然而，並非發現貧血就可以結束醫療評估了，還必須確定貧血的原因。這位旅行中的十二歲女孩，生理期經血量太多，肉也吃得太少，導致她缺鐵，所以補充鐵質後狀況就好轉了。我還認識另一位患有慢性疲勞的青少女——她有貧血，後來發現是白血病引起的，而她經過治療後也有好轉。

有些疲勞就算沒有貧血，也是缺鐵引起的。非常疲勞的青少年應該去驗血，排除貧血的可能性，接著再檢查鐵蛋白水準，確定沒有缺鐵。鐵蛋白可以用來衡量體內的鐵含量。就算沒有貧血，假如發現缺鐵，就應該予以治療。

## 造成疲勞的四種荷爾蒙問題

荷爾蒙（激素）是「化學信使」。它們從身體的其中一部位移到另一個部位，以傳達身體各部位該怎麼運作。有些荷爾蒙負責整體的身體功能，像是新陳代謝；其他荷爾蒙則負責更特定的身體功能，像是成長、青春期與產生尿液。

**正值青春期的你，累了嗎？**

青少年開始快速成長時，通常都會覺得疲勞，這會讓人懷疑是不是「性荷爾蒙」異常。但事實上，**成長、活動與睡眠方面的變化，才是青春期疲倦的主因，**與荷爾蒙疾病較無關係。

● **甲狀腺功能障礙：**

每個人消耗能量（新陳代謝）的方式都不同。**甲狀腺激素太低的人容易覺得萎靡不振**。他們也容易變胖、便祕，膝反射動作（醫生敲你的膝蓋就是在檢查這個）亦變慢。大多數疲倦的青少年，都應該去驗血，檢查自己的甲狀腺功能。

可以檢查甲狀腺功能的血液檢查分成好幾種，不過最好是能夠檢查**促甲狀腺激素**（TSH，又稱促甲素）——腦垂體中所分泌出來的激素，負責控制頸部甲狀腺的功能。如果檢查結果太高（超過每公升十毫國際單位，亦即 10 mIU/L。編註：國際單位為藥理計量單位），就表示病患的甲狀腺功能太低（甲狀腺機能低下症），可能導致疲勞。以口服甲狀腺素進行治療，或許會有幫助。

如果TSH水準只稍高了一點（介於每公升五～十毫國際單位之間），那就可以透過反覆驗血來監控甲狀腺功能，確定甲狀腺問題沒有擴大。不過輕微的甲狀腺異常（TSH水準低於每公升十毫國際單位時），不太可能是疲勞的主因。有些醫學專家主張TSH水準在每公升三～五毫國際單位之間就是過高。但並沒有明確證據顯示這種TSH水準與疲勞有關。

（編註：兒童相對於成人來說，促甲狀腺激素的血值較高。二〇〇二年美國國家臨床生化科學院給出了一個年齡相關度的建議參考值，該參考值從足月分娩嬰兒的每公升一．三～十九毫國際單位，逐漸下降至十週時的每公升〇．六～十毫國際單位，十四個月時的每公升〇．四～七毫國際單位，在兒童至青春期保持緩慢下降，最終下降至成年的每公升〇．四～四毫國際單位的水準。）

## ●糖尿病：

有時候（但不常見），其他荷爾蒙問題就算沒有產生一大堆症狀，也會造成疲勞。當身體無法分泌足夠的胰島素以適當控制血糖，就會發生糖尿病。有糖尿病、高血糖的青少年會覺得疲倦，但他們也有其他徵兆——像是過度口渴、排尿太多、胃口太好與體重變輕。儘管如此，明智的醫生還是會檢查你的血糖或分析尿液，確定你沒有糖尿病的跡象。

**●低血糖：**

低血糖可能導致疲勞，但是低血糖很少單獨發生。有糖尿病的人如果注射過多胰島素，就可能導致低血糖——偶爾還會疲勞、發抖與冒汗。

患有特殊疾病（粒線體疾病）、細胞能量輸出受影響的人（通常是幼童），假如太久沒進食，就可能有低血糖的情形。不過，幾乎沒有青少年只因為低血糖就慢性疲勞，往往會有其他潛在的嚴重疾病。

**●腎上腺疾病：**

腎上腺（腎臟上方的小腺體）在身體面臨挑戰時，會分泌更多類固醇激素，這樣就能幫助身體獲得能量。健康的人體會在晚上分泌皮質醇，然後在白天使用。過度活動的腎上腺會分泌太多皮質醇，導致體重變重，並使人覺得很「軟爛」；而活動不足的腎上腺也會讓人感到疲勞。如果早上的皮質醇分泌量過高，那就可能是庫欣氏症，應該進行額外的檢查；假如一夜好眠之後，早上醒來時皮質醇分泌量過低，那就有可能是腎上腺機能不全（愛迪生氏病）。

但我**看過數千位疲倦的青少年，我知道他們之所以疲勞，鮮少是因為腎上腺疾病。**

※審定註：腎上腺皮質醇於夜間分泌，在睡眠品質良好的前提下，早上皮質醇的濃度來到高峰，以利白天對抗壓力使用。庫欣氏症為腦下垂體疾病，或因長期服用類固醇而引起，並非一般常態。

（編註：庫欣氏症的臨床表現與體徵可能包括：高血壓、向心型肥胖﹝肚腩有贅肉但雙臂與雙腿較細﹞、紫紋、滿月臉、水牛肩、肌肉無力、骨質疏鬆、粉刺、皮膚脆弱難以癒合等。愛迪生氏病可能的病徵有腹痛、虛弱感及體重下降，身體某些部位的皮膚顏色變得暗沉等。）

## 無法解釋的疲勞？問題可能出在腎臟

腎臟會從身體過濾出廢物，再將它們送到膀胱，形成尿液排出。有些兒童的尿液會從膀胱逆流，損傷腎臟。這通常會反覆造成泌尿道感染（urinary tract infection，簡稱UTI），但有時候也會導致腎功能低下（血中肌酸酐與尿素氮數值過高）、高血壓與疲勞。此外，**腎臟功能不全致使尿液中的血液與蛋白質過多，也可能是疲勞的原因**。所以青少年假如遇到無法解釋的疲勞，最好檢查一下上述這些物質。

（編註：血液中的尿素所含的氮，就稱為尿素氮，是在體內當作能源使用的蛋白質殘渣；肌酸酐亦是在體內當作能源使用的蛋白質殘渣，對正常成人來說，每日產生肌酸酐的量是恆定的，又因肌酸酐的產生量與肌肉量成正比，故一般男性的數值比女性高一點，經常鍛鍊肌肉者和非素食者的數值也較高。）

## 肝臟問題，使得體內毒廢物無法清除

肝是資源回收的先驅之一。早在環保意識抬頭之前，肝就已經「綠」了——它從廢物中製造綠色的膽汁。可是當**肝受傷或生病的時候，它就無法清除體內的毒廢物，進而導致疲勞。**

感染肝炎病毒會造成疲勞（而且通常伴隨黃疸）。我曾經治療過一個女孩，她的疲勞就是自體免疫性肝炎造成的（免疫系統讓抗體攻擊肝臟）。醫生在幫疲倦的青少年看診時，如果不確定疲倦的原因，他可能會做一些肝臟檢查（像是肝酵素ALT檢查），作為醫療評估的一部分。就跟其他檢查一樣，腹部檢查的結果或許無法提供最終的答案，卻能促使醫生繼續尋找肝臟問題背後的原因。

（編註：ALT的全名為alanine transaminase，中文譯名為「谷丙轉氨酶」，臨床上常用來評估肝細胞受損程度及肝病的急慢性分類，也是肝病治療成效的重要指標。）

## 其他消化問題，可能是疲勞的原因，也可能是結果

許多疲倦的青少年有腹部問題——**噁心、不適、便祕，或者間歇性稀糞。這些症狀通常是導致疲勞的其他原因所引起的，並不是腸胃本來就有問題。不過有時候，吸收營養方面的問題，確實會導致疲勞。**

例如乳糜瀉，就可能導致腸吸收不良。有些人因為遺傳自父母的基因，使他們容易產生抗體，攻擊小腸的內壁，只要吃小麥與其他含麩質的食物，就會刺激這些抗體產生；而這會導致發炎，腸壁因此變薄，酵素也就難以分解並吸收食物。有些患有早期乳糜瀉的人，就算沒有特定的腸胃問題，也還是會覺得疲倦、噁心。血液檢查可以找出麩質過敏的原因——揭曉哪些抗體或特殊基因提高了乳糜瀉的風險。假如這些檢查顯示患者可能對麩質過敏，醫生通常會建議再做一次明確的診斷檢查（藉由內視鏡觀察腸子，並取得活體組織切片），以確定是否需要戒除飲食中的麩質。

發炎性腸道疾病（inflammatory bowel disease，簡稱ＩＢＤ）是另一種腸道問題。最主要的兩種形式是克隆氏症與潰瘍性結腸炎。兩者都可能造成疲勞，但通常也會伴隨腹痛

與血便。

（編註：克隆氏症是一種發炎性腸道疾病，可能影響腸胃道從口腔至肛門的任何部分，症狀通常包含：腹痛、腹瀉、發燒和體重減輕。潰瘍性結腸炎是一種會導致結腸及直腸發炎與潰瘍的慢性疾病，其發作時的主要症狀包括腹痛與伴有血便的腹瀉、體重減輕、發熱，亦有可能貧血。）

紅血球沉降率與C反應蛋白（編註：由肝臟生成的血漿蛋白）等血液檢查，通常會顯示出IBD患者的發炎越來越嚴重。一個人如果有疑似IBD的症狀——尤其是他假如也有無法解釋的貧血，那他可能需要進行內視鏡與大腸鏡檢查，以排除IBD的可能性。

## 感染，也有機會造成疲勞

病菌很容易被當成慢性疲勞的元凶。

人類免疫缺陷病毒（HIV，又稱愛滋病毒）會造成後天免疫缺乏症候群（AIDS，又稱愛滋病），而慢性疲勞可能與它有關。布氏桿菌病與萊姆病等慢性感染，已被視為急性疲勞的成因。然而這些疾病其實很容易就能診斷出來，而且完全可以用標準的醫療實務來治療。

與某些謠言和迷思相反，用來治療萊姆病的漫長抗生素療法，不但無益於改善慢性疲勞，甚至可能誤導青少年與其家人，使其找不到更有效的療法。而且長期的抗生素療法可能會造成許多副作用。

## 長話短說

所以，上述這些醫學內容是在講什麼？

青少年假如有無法解釋的疲勞，就應該去看醫生，接受醫療評估。醫生可能會做一些基本的血液與尿液檢查，確定缺鐵、貧血、荷爾蒙失衡、腎功能不全、肝病、發炎性疾病與感染等，都不是疲勞的原因。有時候這樣就能找出問題並予以修正，疲勞也因此消除。

可是許多有長期疲勞問題的患者，血液、尿液、成像、切片檢查的結果全都正常，就算疲勞伴隨著其他症狀，像是頭暈與噁心，健康檢查也還是無法在體內找出結構性問題。但即使是這些案例，仍能加以討論、評估與治療，還是很有希望完全康復。

# 第二部

# 患者的身體，<br>究竟出了什麼問題？

# 第3章 做過各種檢查，就是找不出原因

或許你的十六歲生日快到了。你想考駕照（編註：美國的最低駕駛年齡為十六歲）；你應該要念書與享受課外活動，可是你連去上學都有困難。你一直都覺得疲倦，而且晚上睡不好；當你站起來的時候，你會頭暈，有時還會有幾秒鐘看不見；你的胃部不舒服，無法大快朵頤。人生似乎就這樣從你眼前溜走。

或許一年半以前，你的在校成績非常優異，而且上的是資優班；你交了許多朋友；你是排球校隊的先發選手；你在合唱團冬季演唱會時獨唱了一曲。一切都很完美——直到你得了傳染性單核白血球增多症（或是受到腦震盪之類的傷害）。（編註：罹患傳染性單核白血球增多症會造成發燒、喉嚨痛、頸部淋巴結腫大以及疲倦感，大部分人會在二到四週後痊癒，然而疲倦感會持續數月。）

發燒、喉嚨痛十天之後，你被拋在後頭，一直覺得自己沒什麼存在感了。你試著回

到學校，卻無法撐過一整天；排球球季結束了，而你沒有參與；你頭暈得太嚴重，無法與合唱團一起站著練習。傳染性單核白血球增多症（或腦震盪）早已痊癒，但你的人生好像也隨之凋零。最糟糕的是，你根本不確定為什麼所有事情會這樣垮掉。

你的醫生已經做過各種檢查：你的甲狀腺正常，也沒有貧血，其他近百種檢查都是陰性的。你的醫生懷疑你反應過度，或只是害怕去上學。當你聽到他這樣講，你哭了出來，而且不想再見到這個醫生。

你到底怎麼了？

或許這不是你的故事，但你可能覺得很熟悉。這個故事其實代表了來找我治療的數千名青少年——女孩與男孩；排球隊員、體操選手與跑者；歌手、演員與四健會（4-H Club，譯註：隸屬美國農業部的非營利性青年組織）的獲獎者。

雖然細節各有不同，但典型的故事都是這樣：一個巨星級的傑出年輕人，因為受傷、生病而邊緣化，接著又因為疲勞、頭暈、噁心與疼痛而無法恢復正常活動，從此一蹶不振。

眼看醫生難以找出答案，青少年遭到放棄，還覺得大家都認為他的問題「全是自己幻想出來的」。如果你也是這樣，請放心，你絕對沒有在幻想！

## 功能性問題如同應用程式，可能系統運作異常

許多醫生與病患通常都專注於發現「結構性」問題，而體檢能夠揭曉哪些特定的解剖結構遭到破壞、傷害、發炎與感染。一旦發現了結構性問題，解決方法就很清楚了——修正異常的結構。

但有三分之一的看診與特定症狀有關，並無可識別的結構性問題。我們最好把這些症狀視為**「功能性」問題——結構正常，但身體各部位彼此沒有溝通好**。有些功能性問題眾所皆知，例如慢性偏頭痛，或造成腹部不適的腸躁症。

許多病患都喜歡我把前面提到的這兩種醫學問題，比喻成裝置來說明，以幫助他們理解。

結構性問題就像電腦或手機的硬體或實體零件；功能性問題就像電腦或手機上運作的軟體或應用程式。

當應用程式沒有正常運作，通常是因為網路系統有點故障，或是演算法彼此沒有正常「溝通」；同理，功能性醫學問題也跟身體各部位之間的溝通或網絡異常有關，這是因為**神經系統沒有正常運作**。

## 神經系統溝通出問題：功能性障礙

為了理解你的身體部位如何彼此「溝通」，你最好先知道一些關於神經系統的基本知識。神經系統主要有三個部分——**感覺神經系統**負責感覺，**運動神經系統**負責動作，**自律神經系統**負責管控血流、腸內流動與體溫。

慢性疲勞的患者，通常在特定的身體結構上都沒有可識別的問題，反而問題出在功能方面，因為神經系統並沒有正常運作。當人們覺得疼痛（感覺神經系統沒有正常運作）、移動時不舒服（運動神經系統異常），或者疲勞、甚至伴隨頭暈與噁心（自律神經系統沒有適當管控自律活動），那可能就是功能性障礙，而非特定的解剖結構性問題。我會在下一章更深入探討神經系統，但你是否已經看出這個觀點會引領我們至何處？這種對於神經系統的觀點，應該與所有讀者都密切相關。

許多病患來找我的時候都很洩氣，因為他們與他們的醫生，都將評估與治療局限在可識別的結構性問題上，結果忘記功能性障礙的可能性。他們找不到結構性問題的證據，檢查結果也沒有異常，所以他們假設沒有問題、或者問題出自病患自己的想像。

我們可以藉由了解功能性障礙的現實面來避免這種事——尤其是自律神經系統的障礙。我在下一章會更詳細的解釋自律神經系統。

## 蘿拉的自述

「她只是憂鬱症。」

「她似乎沒有任何醫學上的問題。」

「她只要撐過去就好了。」

「我們不知道還能怎麼辦。」

我父母與我一直聽到醫生講類似的話。起初醫生還沒有那麼懷疑，但在他們對我做了一大堆檢查、結果卻都顯示正常的時候，醫生似乎就不相信我說的那些症狀了。

我只希望有人能聽我說。我沒有發瘋。一定是哪裡出了問題，而我渴望找到答案。我大部分時間都躺在床上，就這麼過了好幾週、好幾個月……我懷疑自己是否能找到身體功能衰退的原因。

## 蘿拉父母的自述

蘿拉尋求診斷期間，有一次她的醫師打電話來，請我（媽媽）跟她約時間，但不要帶我女兒過去。我立刻感到害怕，但我大概知道我們的對話會往哪個方向發展，結果我是對的。由於各種檢查的結果都正常，醫生覺得這種疾病很有可能是「蘿拉自己幻想的」。我們已經試過所有途徑，因此邏輯上，自然會把憂鬱症當成根本原因。平心而論，我們很喜歡這位醫師，她看診時既親切又溫柔，也花了許多時間在我們身上，況且這次對話早在蘿拉出現更明顯的生理症狀之前。

身為家長，我覺得很崩潰，因為我直覺知道這一定不是憂鬱症。我知道我的女兒活力十足、無憂無慮又很有愛心，不可能有一天突然「按到開關」就變憂鬱。我永遠不會忘記這次會面的感受，也永遠記得我的直接回應。我告訴醫生，我接受我女兒有憂鬱症。誰不會接受呢？

蘿拉無法起床參與生活。她覺得自己的青春年華就這樣溜走了。她在遠處看著其他人過著充實而興奮的生活，而她只能坐在角落。蘿拉大部分的時間都獨自在想自己錯過的事情。她以前的知心好友，現在都忙著念書、打工、約會和參與課外活動。蘿拉透過臉書（Facebook）追蹤他們的生活。她沒有和朋友在一起，而是與父母一起待在家裡。如此之下，社群媒體成了一把雙面刃，她可以與朋友保持聯絡，但臉書也會一直提醒她錯過了多少生活。

我告訴醫生：「我接受憂鬱症是診斷的一部分，但比起還沒發現的主要診斷，它只是次要的。」我了解醫生為何朝這個方向診斷。她已經做過所有可能的檢查卻無果，所以照邏輯，下一步自然是觀察蘿拉的心理健康。我問醫生，假如她女兒發生這種事，她會怎麼做？她回答：「持續觀察。」而我們就是這樣做。

我給醫生的最後一句話是：「我真希望妳認識我女兒，還有她得到這個病之前的生活。」我認為自己試圖表達的意思是：「請聽我說，不要放棄我們。」結果她說她想不出辦法了，於是推薦我們去梅約診所。假如你很想診斷出病因，那你應該很快就會知道，你有多感激醫生說出這句話：「我不知道你女兒怎麼了，但我會指引你下一步。」

有一天早上，蘿拉在上學時，一位好友說她跟媽媽用谷歌（Google）查了蘿拉的症狀，結果跑出來的診斷充斥著「只是憂鬱症」。我記得蘿拉對此有多麼生氣；醫療專家固然會為了可能的診斷而擴大搜尋範圍——這是一回事，但當你身旁的人不相信你的病，那真的很令人心碎。

# 第4章 自律神經失調，體內溝通不良

我們的身體，通常是在我們沒有思考它的情況下運作的。舉例來說，我們會規律的呼吸；我們的血液流向所有組織與器官；我們的免疫系統識別並修復受損的細胞；我們的消化系統從食物中吸收養分，這些自律活動都由自律神經系統所控制。

科學家非常了解自律神經系統怎麼運作，只要向科學家學習，你我都能開始理解這部分的身體功能。我們可以確定自律方面的問題是否與慢性疲勞有關，甚至與你有關。

有一次，我其中一個兒子忘了帶喇叭到學校。我安靜的踏入教室後方，把樂器交給他，那時他在上七年級的科學課。正當我要轉身離開之際，我聽見他的老師在解釋T細胞與B細胞的作用。我整個傻住了。七年級學生在學的醫學知識，我以前念醫學院的時候都沒學過！

即使許多青少年學習到的東西，已經比我學的醫學還要進階，我還是覺得先從基本事實看起，會比較有幫助。我稍後會談到T細胞以及B細胞，但現在還是先來看看神經系統吧。

## 神經系統，部分引導自律功能

神經系統有各種不同的分類方式。

有些人將它分為中樞神經系統（大腦與脊髓）與周圍神經系統（從中樞神經系統延伸至其他身體部位的神經）。在這種分類中，**自律神經系統被視為周圍神經系統的一部分**，因為它沿著脊髓運作，再從那裡分支到其他身體部位。不過，神經系統的所有部位當然會互動，所以大腦與自律神經是有聯繫的。在中樞神經系統當中，腦幹與下視丘負責管控某些自律功能。

另一種試圖理解神經系統的方式，是將它區分為**運動**、**感覺與自律部位**。運動部位負責移動你的身體；感覺部位幫助你產生疼痛之類的感覺；而你已經稍微了解了自律部位——它引導身體的自律功能。上述這些神經與系統都會互動。

## 自律神經系統，控制不必特別思考的活動

**自律神經系統由控制自律活動（我們通常不必思考這些活動）的神經所組成。**就算我們沒有刻意使力，我們的身體也知道怎麼讓血液正常流動到身體各部位，無論是朝重力相反的方向「爬」到大腦，還是往下流到腿部；我們的體溫被控制在華氏九十八．六度（攝氏三十七度）；我們的瞳孔知道該張開到什麼程度，讓光線進來；消化的時候，我們的腸子知道怎麼移動食物；瞳孔擴張、血流、腸內流動、體溫控制——這些活動都在自律神經系統的控制下自動發生。

雖然這些屬於身體自律活動，但我們顯然可以選擇做些事情，影響這些功能，例如憋住呼吸，或者穿上夾克以協助控制體溫。

就像其他神經一樣，自律神經又細又長。它們負責傳遞訊息給周圍的身體部位（像是眼睛、心臟、血管、腸子與皮膚），接受傳回來的訊息，以及管控脊椎「中繼站」中的訊息。

**神經透過稱為「突觸」**的小空間，**連結至其他神經與肌肉。神經內藏有各種用來傳遞訊息的化學物質，稱為「神經傳導物質」，負責透過突觸來溝通各神經。**突觸內神經傳導物質的種類與數量，決定鄰近的神經或肌肉該做什麼事情。

## 交感神經與副交感神經，指揮神經傳導物質

自律神經有兩個子群，會用互補、甚至競爭的方式來使用神經傳導物質。**交感神經整體而言是在傳遞快速行動的需求，副交感神經則利用神經傳導物質來指示其他神經與肌肉，該怎麼協助穩定與維持規律的身體功能。**交感神經會藉由增加心臟輸出量（編註：泵送的血液量）與減少腸功能，激發快速行動以回應危險——例如古老的「戰鬥或逃跑」反應。副交感神經則激發重建功能，像是消化與腸道活動。

交感與副交感功能彼此會重疊與互動。同樣的神經傳導物質可能在兩個系統都有運作，但是不同系統中的神經，對於神經傳導物質的詮釋與平衡也不同。

腎上腺素與正腎上腺素會頻繁刺激交感神經系統。至於血清素，許多人都知道是一種大腦的神經傳導物質，協助管控情緒；其實它在副交感神經內也非常活躍，因為它管控食物流過下消化道。

不同的神經細胞，聚集與運作的模式也不同。以希臘字母命名的 $\alpha$ 細胞與 $\beta$ 細胞受體，負責接收用來激發自律行動的物質。$\alpha$ 受體活動通常會增加血流，進而導致血壓提高；$\beta$ 受體活動通常會增加心跳速率，並使血管擴張。

上述這些事情都挺酷的，但也很複雜，而且活動中的神經傳導物質很難測量。我們

可以測量血液與尿液樣本中的神經傳導物質水準，但這些一次性的測量，並非每次都能反映即時發生的事情——發生於神經與神經、以及神經與肌肉之間的連結空間（突觸）。

為了更清楚理解全貌，我們通常會改採另一種方法：直接刺激神經或改變身體的環境，觀察汗水與血流對於刺激的反應，藉此評估病患。

## 自律神經系統如何導致疲勞？

隨時都很疲倦跟自律神經系統有什麼關係？

假設自律神經與大腦之間並沒有正常溝通，這會**造成血流減少，進而導致輸送至身體各部位的氧氣與其他養分不足。**缺乏氧氣與養分會造成疲勞。此外，假如血管沒有收到訊息，在你站著的時候沒有收緊，那麼重力就會在鬆弛血管毫無抵抗的情況下，將大量血液往下拉，而你就會因為血液沒有流到頭部而感到頭暈。同理，假如腸道沒有收到自律訊息，它們可能會收得太緊（疼痛）或蠕動不足（噁心）。

所以你至少可以相信，你的問題可能跟血流和腸內流動的自律控制不良有關。疲勞、頭暈與噁心，的確有可能是自律神經失調造成的。

**※審定註：除作者所敘之氧氣供應不足外，自律神經系統失調引起的疲勞可能因素**

甚多。例如，瞳孔收放異常，導致視線模糊、無法對焦引起暈眩感。眾多因素中更為常見的，是睡眠品質不佳、身體無法獲得修復而造成疲倦。整體來說，當交感神經與副交感神經無法協調運作，讓身體各器官組織在該專注時無法專注，該放鬆時無法放鬆，長時間的錯亂就可能造成嚴重的疲勞感。

## 蘿拉的自述

我剛念完一年醫學院，學到的事情可以總結為一句話：「人體極度迷人，卻又複雜到不行。」

基於我對音樂的熱愛，我將自律神經系統想成管弦樂團，指揮（交感與副交感神經）負責掌控全局，告訴樂手該做什麼。指揮知道整首交響曲何時該有漸強音或延音，並且示意樂手照做——交感神經系統也會告訴血管，在你站起來時收縮，確保血液不會集中於你的手腳。

另一方面，樂手的工作是實現指揮的想法。我喜歡把人的神經、神經傳導物質與突觸想成樂手，它們接受指揮指示，接著必須演奏。可惜我體內的管弦樂團似乎沒有默契。或許它需要多一點時間排練。

# 第5章
# 身體有個微小的能量工廠，粒線體

或許有些讀者覺得，他們已經從本書學到他們需要的知識。他們累到覺得想睡，而現在他們知道，要怎麼改善睡眠的持續時間與品質，也了解了自律神經系統如何管控正常的活動。

可是大多數慢性疲勞的青少年，並不只是累到覺得想睡而已，他們還累到覺得了無生趣。他們很累，卻無法藉由睡眠來恢復。改善睡眠固然是解決方法的一環，但他們需要的不只多睡一點，而且他們通常反而更難入睡。這些人缺乏精力。

為了理解如何克服這種疲勞，我們得再多學一點關於身體運作的知識。我們必須認識體內的兩種能量機器，而我們將會下探至極細微的層次，思考極小的能量製造者——位於體內每個細胞中的能量工廠。這些微小的能量機器稱為「粒線體」。接著，我們要以能量使用者——肌肉的角度來綜觀全局。我們必須思考肌肉怎麼將化學物質化為活動，且將會了解肌肉如何達成任務。

**許多人之所以疲倦，是因為身體生產與使用能量的效率太差。**只要我們理解粒線體與肌肉的運作方式，就能夠了解怎麼應付疲勞，甚至克服它。

## 微小的能量工廠：粒線體

我剛進醫學院的時候就學過「克氏循環」（Krebs cycle，編註：得名自發現者——英國生物化學家克雷布斯〔Hans Adolf Krebs〕，又稱為三羧酸循環或檸檬酸循環）。克氏循環是一系列的化學反應，發生於粒線體內的微小結構。克氏循環會將氧氣與糖、脂肪、蛋白質混合，以生產能量。這種能量形式就像好幾個小小的化學「封包」，稱為三磷酸腺苷（ATP）。

克氏循環好似一直在背景中執行的App，我們幾乎不會留意。我們吸入的空氣中，有二一%會化為促進克氏循環的氧氣。我們吃的食物，就算形式與味道各有不同，但基本上都是糖、脂肪與蛋白質的混合體，這些都是生產能量的重要成分。位於細胞內的粒線體會散布至身體各處，隨著空氣與食物結合，產出小小的ATP能量封包。接著這些封包會在體內傳輸，促使其他細胞發揮作用。

**◎能量生產問題：**

只要處於平衡狀態，複雜的能量生產作業就能正常運作。但有時候這種平衡會因為各種理由而被打亂。

例如有些人患有粒線體疾病，它會阻擋正常的 ATP 生產環節，導致體內累積有毒廢物。這可能會造成中風、運動不耐與虛弱。儘管粒線體疾病很罕見，但知道這些疾病的病因之後，我們就會想知道，假如粒線體功能（我們對它的理解仍然有限）只有輕微的不平衡，是否也會導致能量生產效率稍微變差，例如慢性疲勞？

遺傳也可能影響能量生產。有些患有慢性疲勞的青少年，他們的母親也有（或曾經有）慢性疲勞。由於控制粒線體的基因只來自母親（不受父親影響），有些人就會懷疑慢性疲勞是否遺傳自母親。這種假設尚未被證實，而且目前的研究也不確定母親的基因，是不是慢性疲勞的唯一成因。

**粒線體也需要鐵質支持它的能量生產機制**。有趣的是，**患有慢性疲勞的青少年與成人，有半數缺乏鐵質**（檢查他們的鐵蛋白水準就能測量出來）。疲勞的成年女性只要攝取鐵質就能獲得更多能量。那麼所有疲倦的青少年都該攝取鐵質嗎？並非如此。但疲倦的青少年應該請醫生檢查他的鐵蛋白水準（鐵含量），確認其是否充足；如果不夠，那麼補充鐵質的補品或許會有幫助。

此外，我們知道體內沒有正常運用糖分的人，像是有糖尿病又超重的人，可能會造成粒線體失衡，以至於身體過度使用脂肪來生產能量。這會導致身體製造異常的半毒性氧氣（自由基），可能會傷到其他身體部位，並阻礙痊癒過程。

## 輔酶Q10是什麼？

輔酶Q10是一種促進克氏循環的體內物質。以老鼠為對象的研究顯示，補充輔酶Q10可幫助老鼠在疲倦之前游得更遠。日本的研究則顯示，服用輔酶Q10補品的健康人士，騎腳踏車時加速會比較快。有些慢性疲勞的成人服用補品後會稍微好轉，但我們尚未得知補品的效果是否夠顯著、能不能推薦給疲倦的人。

對於粒線體功能的研究仍在持續中，但我們尚無足夠證據，能夠推薦相關補品給疲倦的青少年。我的病患曾經試過輔酶Q10的藥丸，然而並沒有覺得精神變好。

**長話短說**

運作身體所需的能量，是在微小的粒線體中，以ATP的形式生產出來的。假如我們有可診斷出來的疾病，干涉到能量的生產過程，那麼特定的治療就能夠幫助我們獲得更多能量。

可是有些疲倦的青少年既沒有粒線體疾病與糖尿病、也沒有缺鐵，這該怎麼辦？認識上述這些疾病後，我們了解身體的能量生產過程非常複雜，而且一定要好好照顧自己的粒線體。只要飲食均衡、別吃太多糖與脂肪，就能辦到這件事。我們應該將體重維持在正常的範圍——而對於至少三分之一的青少年來說，這是很困難的事情。

## 能量的使用者：肌肉

我有一個朋友是治療肺臟的醫生，他專研的主題是運動。他有一張個人化的車牌，上面寫著「VO2 DOC」。這是什麼意思？

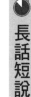

$VO_2$是指肌肉的攝氧量。這個數字來自於運動檢查，顯示出肌肉使用血液中氧氣的效率。「V」指的是利用率或消耗率，而「$O_2$」指的是氧氣。細胞攝入、並在全力運動時使用的氧氣總量，稱為最大攝氧量或「$VO_2$ max」；它基本上能測出肌肉「將氧氣轉換為活動」的功能，最大能達到什麼程度。

最大攝氧量的測量方式，通常是在測試對象身上貼一束管線，再請他跑一下跑步機、或踩一下健身腳踏車。這些「心肺運動功能檢查」（類似老年人接受的壓力測試，以觀察他們的心臟如何忍受高壓運動）使我們能夠充分了解，運動時脈搏、血壓與呼吸模式會如何回應。這些測試顯示出肌肉攝取氧氣的效率。基本上，**一個人的最大攝氧量越高，身體使用氧氣的效率就越好**。

環法自行車賽的常勝軍克里斯·弗魯姆（Chris Froome），據說最大攝氧量是八十八；大多數健康的運動員則在六十左右。青少年男孩平均值通常在四十五以上，而女孩通常在三十五以上。一個人的最大攝氧量會受許多因素影響。

**◎影響肌肉用氧的因素：**

**遺傳**似乎會影響身體使用氧氣的方式。雖然科學家才剛開始研究相關基因，但他們或許可用基因來解釋，肯亞人與衣索比亞人為何天生用氧較有效率，足以在馬拉松獲勝。

**年齡與性別**也會影響最大攝氧量。最大攝氧量通常會在青少年晚期與成年初期達到高峰。另外，男性的最大攝氧量通常比女性高，無關乎他們的運動量多寡。

不過，一個人**調節身體的方式**，對於最大攝氧量的影響才是最大的，遠超過其他因素。當運動量越多，用氧效率就越好，亦即越健康。這種健康並非把肌肉練得很結實，但同樣藉由運動獲得。有氧運動能夠調節心血管系統，以促進健康並改善最大攝氧量水準。

**◎運動如何幫助克服疲勞：**

最大攝氧量與調節身體，跟疲倦的青少年有什麼關係？運動是治療慢性疲勞的關鍵因素。我們的運動量越多，最大攝氧量就越大，也就越能生產能量、並有效率的使用它。為了增加最大攝氧量，疲倦的青少年應該藉由運動鍛鍊肌肉，才能更善用能量。疲倦青少年們往往覺得無精打采，而某方面來說，他們的感覺是對的——他們接受運動檢查時顯示的最大攝氧量，通常等於青少年與二十幾歲人士的水準。

這些疲倦的青少年吸入氧氣，但肌肉內部粒線體的運作效率，並不足以將氧氣轉化為ATP（我們在第七十二頁討論過的小小能量封包）、讓這些青少年能夠移動與做事。他們或許有動機想做，而且也努力嘗試過，但他們的肌肉（無論大小）都沒有效率。

這種調節需要時間。它有點像學彈鋼琴或打字，一旦我們越常做這些活動，動作就會變得更順暢、迅速與自然。肌肉內部也一樣，**越是藉由運動來促使肌肉增加用氧，我們的細胞機制就會越有效率，使氧氣透過克氏循環化為ATP。**

另一方面，身體無法活動就會迅速導致失用（deconditioning，無法正常活動）。我們從研究得知，住進加護病房的病患，由於躺在床上幾乎沒有動作，可能在幾天內就會導致失用與肌肉萎縮，肌肉會迅速失去使用氧氣的效率。（假如這個人既無法活動、又必須使用強體松〔prednisone〕之類的類固醇藥物，那麼情況會更糟糕。）

### 蘿拉的自述

我剛生病的時候，運動對我來說甚至是不可能的事情。我連醒著撐過一堂課都很難，所以當醫生建議我嘗試運動一整週，我覺得這想法很可笑。幸好我開始與健身房的個人訓練師合作，她鼓勵我運動身體，即使我沒辦法像以前還是游泳健將時那樣鍛鍊也無妨。

我們先從慢的做起——走路與皮拉提斯，起初真的沒有讓我覺得好轉。克服症狀並逼著自己上健身房，對我來說難如登天，因為我知道不會立刻看到成果。

### 長話短說

慢性疲勞有一個矛盾之處：人們覺得累到無法運動，但**慢性疲勞的療法就是運動。運動會增加最大攝氧量水準，進而改善能量使用。關鍵在於踏出第一步。**

舉例來說，假設你想學打字，讓自己能更有效率的使用鍵盤，你必須學會怎麼擺手指，並且練習以正確的方向移動它們，打字才會變快；同理，疲倦的青少年必須讓身體活動，並且練習每天這樣做（就算他們不想做也一樣）。隨著時間經過，他們能夠忍受的體能活動將會逐漸增加，這樣他們的身體就能更有效率的使用氧氣。

有時我會請教情況好轉的慢性疲勞患者，他們的康復關鍵是什麼？共同的答案是：「**運動、運動、運動。**」

## 馬拉松教我的五堂課

人們常說慢性疾病的康復過程就像跑馬拉松，而不是短跑。的確，許多人接受了像是馬拉松的長期方法，協助自己康復。對我而言，我也藉由跑步更加了解自己的疲倦病患，以及他們的病情。

無論你是不是運動員，閱讀我從跑步學到的事情，對你來說就像在上課。這些課程很寶貴，因為它們與克服疲勞、節省體力有關。

## ◎第一課：別跳過基本功。

我在念大學的時候開始跑步；起初是因為念書累了、想讓腦袋休息一下。我會在校園周圍的山丘與乳牛牧場跑步。進醫學院之後，我跑得更認真，多半是因為我的腦袋被塞爆了，需要更多休息。我參加了幾場短跑賽事，接著參加二十六．二英里（編註：一英里約等於一．六公里）的全程馬拉松。

當時是一九七〇年代，有個新概念叫做「肝醣超補法」，幫助人們參加長跑賽事。這個概念是忍住不吃醣類好幾天，等到比賽前一晚再大量補充醣類。（這個概念一直流傳至今，至少有些大型馬拉松賽事會提供義大利麵當晚餐。）為了參加一場週六舉辦的馬拉松，我從週二開始不吃醣類，但吃了許多蛋白質。不過我週五晚上很忙，忘了計畫中最關鍵的部分——大量補充醣類。結果週六開賽，我才跑了幾步就覺得雙腿沉重、腦筋遲鈍，最後我撐了二十一英里便放棄。

尋求康復的疲倦青少年，能夠從我棄賽的經驗中學到任何教訓嗎？我希望如此。無論你準備了多久、多麼努力嘗試，如果我們忽略基本功，身體就一定會累垮。我可憐的粒線體餓壞了，這是好事情，因為這樣能增加它們的效率。可是當它們需要醣類來支持我跑步的雙腿時，我卻讓它們繼續挨餓。雖然我挑戰馬拉松失敗，卻因此得到了啟示：「別跳過基本功。」任何試圖從疲勞康復的人，都必須注意基本功，像是**均衡飲食**與**規律的睡眠**。

## ◎第二課：學會集中你的能量。

只要理解哪些因素讓精英跑者能跑完二十六．二英里，我們就能夠有所學習，幫助自己發揮最大潛能，尤其是應對嚴重疲勞的時候。

攝取氧氣的效率（攝氧量）顯然是成功跑完馬拉松的因素之一，但還有一個因素跟攝氧量同樣重要——「跑步經濟性」。跑步經濟性是在測量一個人以特定步調跑步時的氧氣消耗量。基本上，它就是每段特定距離內的攝氧量。有些人是比較「不經濟」的跑者，因為他們的身體動作包含了額外的耗能活動，無法幫助跑者向前進。這種跑者可能會胡亂擺動手臂，或往前跨的時候跳得太高。

跑步經濟性跟疲倦青少年有什麼關係呢？它提醒我們做事情不要超出自己的極限。

我們的身體不像獵豹，能夠每小時跑七十英里，但假如目標是跑完特定的距離（或是完成特定的學業或工作），那麼我們只要改善活動的「經濟性」，就更有可能成功。

有一次我悠閒的慢跑，太陽正在西下，而我朝著東邊前進。我看著自己的影子，發現自己有點蹣跚。我意識到自己正在浪費橫向的能量，它其實可以用來向前進，這就好像我把體內的ATP能量封包扔到旁邊的水溝，而沒有利用它們往前跑。於是我修正了自己的跑步姿勢，使自己能夠跑得更快、卻也更省力。

無論你是精英馬拉松跑者、上了年紀的小兒科醫師，還是疲倦的青少年，都可以學會如何**將能量集中於我們優先想完成的事情，而且我們可以盡力避免將能量浪費在不重要的事情上。**

我講這些是什麼意思？有慢性疲勞的人，並不像其他沒有慢性疲勞的人一樣擅長一心多用。如果我們意識到這一點，我們就會一次專心做一件事，並且試著按部就班，而不是一次同時做所有事情，如此避免分心、導致進度拖延。

舉例來說，根據研究，疲勞的病患只要不因為背景聲音而分心（就連悅耳的音樂也可能令人分心），他們的學業表現就會更好。當我們的心思一直飄到其他地方、或身體躍起的方向不對，我們就較難成功達成目標——此即為「任務經濟性」。

馬拉松的比喻，使我們知道要專注，要「FOCOS」：

- 釐清我們的目標。

（Figure out what our goal is.）

- 將我們的心思直接導向那個目標。

（Orient our minds directly toward that goal.）

- 專注於目標成果。

（Concentrate on the targeted outcome.）

- 克服令人分心的事物——就算這件事物很有益或有趣也一樣，因為它們會消耗我們的能量，卻沒有使我們朝目標前進。

（Overcome distractions.）

- 當我們成功完成任務時，品嘗勝利的喜悅。

（Savor the pleasure of victory as we successfully complete tasks.）

馬拉松的科學，給疲倦青少年的啟示有二：

第一，多運動以改善最大攝氧量；第二，專注於手上的工作，讓活動經濟性極大化，一心多用是沒有效率的！

## ◎第三課：調整自己的期待。

不過，馬拉松的科學也提醒我們，有些事情可能超出我們的控制範圍，例如遺傳，就多少會影響跑步或其他體育成績。

有一個基因會影響一個人如何使用血管收縮素（angiotensin，編註：一種寡肽類激素）和氧氣，因此，西班牙跑者擅長馬拉松，但肯亞人不擅長。另一個基因則跟名為「輔肌動蛋白」的化學物質有關，這個基因會決定一個人是否擅長需要力氣的運動，但不會影響長跑能力。

儘管我們還在摸索，有哪些遺傳因素會影響一個人對於疲勞的忍受度，但我們已經知道，每個人都是獨一無二的，每個身體的能力都不同。無論馬拉松跑者還是疲倦青少年，都適用這個道理。慢性疲勞的青少年必須學到一個清楚易懂的教訓——**我們應該調整自己的期待，而不是覺得自己向來都能做好所有事情。**

至於其他事情，我們倒是可以控制。精英馬拉松跑者的體重很少超過一百六十磅（編註：一磅約等於〇．四五公斤）；他們的肌肉很結實，幾乎沒有不必要的脂肪。我們希望自己擁有的能量，都能用在有用的活動上，而不只是隨身攜帶額外的重量而已。鞋子太重會讓馬拉松跑者變慢，而身體太重會讓疲倦青少年變遲鈍。我們都必須**根據身高維持適當的體重。**

## ◎第四課：將負能量化為正能量。

另一個與跑步經濟性相關的因素，就是著地時肌肉吸收震動能量、並將它用來推進下一步的能力。這也很適合拿來比喻應對疲勞的方式。

我跑步是為了要讓腦袋休息，因此我特別喜歡在新的區域跑步，尤其是風景優美或能夠振奮心情的區域。

八月的某一天晚上，我降落在雷根華盛頓國家機場（Ronald Washington Reagan National Airport），接著搭車前往旅館，然後綁好鞋帶。一小時之後，我前往華盛頓特區的國家廣場——它並不是大賣場，而是類似公園的走道，兩旁則是政府大樓與博物館。可惜的是，我的身體已經習慣明尼蘇達州的舒適天氣，因此華氏九十八度（編註：約攝氏三十六．七度）的高溫與九八%的溼度，令我很不舒服，我才跑了半英里就感到疲憊不堪，雙腿與腦袋都很沉重。我覺得無精打采——就像我那一週稍早看過的慢性疲勞病患。

就算是在正常的天氣下走個幾步，有時也會令我的病患覺得疲憊、沉重、無法繼續活動。然而，有一位疲勞的年輕女性成了我的模範，讓我在八月炎熱的夜晚繼續跑下去。我明白她的感覺、甚至感同身受，而且我也知道她即使疲勞，卻還是盡量跟上大學的課程，所以我鼓勵自己繼續跑。

我先往北跑到國會大廈旁邊的池子，再折返往南跑到林肯紀念堂。心理上，身體不舒服的感覺就像在提醒我，曾有這麼一位成功痊癒的病患，激勵著我繼續往前進。結果儘管我大部分的時間都覺得很累，但我還是跑得滿好的。我也領悟到一件事：對於我的病患而言，即使是日常活動，都像在跑馬拉松。

馬拉松跑者必須吸收腳踏到地面上所產生的「創傷」。他們得儲存這股能量，幫助腿部肌肉反彈，使腳步再度往前跨。無論生理還是心理上，**疲倦的人都必須吸收不舒服的感受，再利用它們驅策自己前進。**

我有一位跑者朋友是在肯亞的高地長大的，他每天都跑六英里去上小學，下課後再跑回家。對有些人來說，這幾乎是不可能的事情。但我朋友之所以能辦到，是因為他每天都積極面對挑戰。

暴露在高海拔，我們有效運用氧氣的能力就會受到挑戰；但只要持續暴露在低氧氣供應量的環境下，我們的肌肉就能夠累積經驗，進而幫助我們提高最大攝氧量。而我之前談到的運動，也會挑戰我們運用氧氣的能力；至於定期運動，能幫助我們提升效率。「高海拔」與「多運動」這兩個挑戰結合在一起，提升了我朋友的最大攝氧量，使他可以在山地的空氣中輕鬆跑步。

疲倦青少年會自然而然變得懶散，但這樣一來，會降低最大攝氧量，導致運動起來更辛苦。所以我們應該訓練自己，把疲勞帶來的挑戰，視為將運動融入日常生活的好理由。

**◎第五課：整合所有要點。**

嘗試馬拉松失敗的數十年後，我又參加了一次馬拉松。天氣很完美——蘇必略湖（Lake Superior）沿岸晴朗卻涼爽。當時是二〇〇四年，我四十九歲生日。這次馬拉松的每個步驟，似乎都能教導我們應對疲勞的道理。

第一，**精神層面很重要**。起跑線的擴音器播放著電影《火戰車》（*Chariots of Fire*，編註：一九八一年出品的英國電影，講述兩位奧運田徑選手的故事）的配樂，而我跑了好幾英里，這音樂依舊在我腦海裡揮之不去。

第二，**我們並不孤單**。有數千人跟我們一樣，為了克服他們過去的失敗、以及現在的疲勞，而參加這場比賽。有兩位狀況比我好的朋友，陪我一起跑了前七英里。他們的對話啟發並鼓勵了我。

第三，**事前準備很重要**。我在這場比賽之前，跑了好幾個月、好幾英里，而我的最大攝氧量應該是這輩子的最高峰。所以這場馬拉松的前十九英里，對我來說真是非常享受，我喜歡！

第四，**基本功永遠都很重要**。我在比賽前一晚享用了通心粉大餐，並且感覺身體準備好了。我的肌肉得到了所需的醣類供給。

第五，再次強調，基本功很重要。我以為在晴朗卻涼爽的天氣下，沒有流汗是件好事，等我醒悟到自己應該要流汗的時候，已經太遲了。我在比賽的前幾英里並沒有持續補充水分，所以我整個人乾掉了，雙腿抽筋、內心動搖。我們都需要飲用足夠的水分，尤其是應對疲勞的時候（無論是慢性的，還是運動造成的）。

最後再強調一次，我們真的不孤單。我的太太與孩子們在第二十二英里處替我加油。當我想放棄的時候，就是他們讓我繼續跑下去的。

## 護理師的叮嚀

我照顧過的青少年，大多數都非常積極，而且有完美主義的傾向……所以他們跟長跑選手有許多類似的地方！但也因為這樣，我知道不管我催促他們做什麼事，他們都會試著去做……至少一次。因此假如我說：「你想讓病情好轉的話，就必須出門跑個五英里！」他們多半都會出門試試看。

有些人或許真的能跑完這段距離，但他們會「垮掉」，感覺糟透了，需要好幾天才能恢復。結果他們得到的教訓是：「運動讓我覺得很不舒服。」這可不是他們原本的目標啊！無論你是為了馬拉松在做訓練，或是每天有氧運動個三十分鐘，你都必須慢慢起步，再逐漸達成目標。成功的馬拉松跑者，不會直到比賽那天才跑超過五公里。先從短距離開始，再逐漸朝完賽（康復）邁進吧。

長跑選手經常談到「撞牆」——在比賽中跑到臨界點；無論理由為何，你突然覺得這世界了無生趣。你的雙腿肌肉因此動彈不得，假如你不放棄的話，可能會掛掉。撞牆很令人洩氣，此時跑者很容易放棄、蹣跚的離開賽道，然後回家。

在POTS的康復過程中，情況也經常有高低起伏。最常見的現象是，病患一開始處於「蜜月期」，事情很順利，他們感覺很舒服，所以比較容易接受建議，多補充鹽分、水分與多運動。接著他們生了一場病、遭遇到季節變化或充滿壓力的事件（無論生理上還是情緒上），導致症狀加劇，覺得自己很痛苦。這很容易令他們洩氣，覺得自己的努力都白費了，再也無法好轉。這就是撞牆。

跑者撞牆的時候，必須專注於基本功：喝個水、吃個點心，或是對自己喊話（像是「我很強！」），讓自己繼續跑下去，並且重新集中精神。當患有POTS的青少年撞牆的時候，他們也必須專注於基本功：重拾補充鹽分的習慣、檢查自己攝取的水分、減少運動量（但不要完全放棄）。要知道這只是挫折，不是結束。比賽還在進行中，這裡不是終點。

——金妮，跑過幾次馬拉松

## 慢性疾病康復過程如馬拉松，逐步跑贏吧！

疲倦的青少年們眼睜睜看著同儕超越自己，當然有許多理由因為自己的極限而感到洩氣。但我們所有人都有極限。不管你是病患還是精英運動員，都應該努力增強自己的粒線體、運動肌肉，並且主宰自己的「馬拉松」經驗——無論這些經驗是與體育賽事有關，或只是在學校撐過一個早上。

# 第6章 學習優等生的撞牆症候群

在我們繼續下去之前，先回溯一下過去幾年的歷史。我們來看看醫生怎麼將自律神經失調，與慢性疲勞以及其他症狀連結在一起。我們先思考一九六〇年代的太空人，經歷疲倦與頭暈之後學到什麼事情，再審視一九九〇年代的自律神經專家發現了什麼，接著看看醫生最近開始從慢性疲勞的病患身上學到什麼。

## 自律神經失調，就像太空怪客返回地球

自律神經失調的人，通常很難清楚的思考，他們的心思無法專注。有時候會有人指責他們是「太空怪客」（space cases，譯註：用來形容與現實脫節的怪人）——這個稱號背後或許有些學問！

我的小孩在念歷史的時候，問我這輩子有沒有發生哪些值得紀念的事情。一聽我分享「人類登上月球」在我心目中排第一，他大吃一驚的叫道：「你有活這麼久喔？」

是啊，當阿姆斯壯（Neil Armstrong）踏出「人類的一大步」時，我在念高中。我在電視上（黑白的！）看到太空人從太空回到地球，但他們到家的時候並沒有揮拳慶祝或手舞足蹈——這群太空人虛弱到必須靠別人幫助才能離開太空艙，接著被抬到擔架上，再送到醫院治療。這些「太空怪客」怎麼了？

太空人在不受重力影響的情況下度過好幾天，身體已經適應了。他們的血液順暢的流過身體，自律神經系統讓血管周圍的肌肉處於放鬆的狀態。然而當他們回到地球時，自律神經系統並沒有準備好。他們的身體必須花費好幾個小時，才能重新學會讓血液往重力反方向流動。太空人直到重新適應地球之前，都會感到極度疲勞，而且起身時會頭暈、甚至噁心。

我知道你沒上過太空，但假如你感到疲勞、而且起身時會頭暈，或許你的身體已經「忘記」要適應姿勢的變化；或許你的自律神經系統忘了如何應付重力。當你站直的時候，你也許**不再能夠讓血液維持正常流動**。你不是精神有問題的「太空怪客」，但你的身體可能有點像在太空時的樣子。你跟太空人一樣都**「不耐久站」——躺下再起身時，無法適應或承受姿勢的變化。**

## 醫學持續進步，POTS更常被診斷出來

美國南北戰爭期間（以及上個世紀的兩次世界大戰），許多士兵都因為心臟神經官能症而無法繼續服役。（心臟神經官能症與發生於南北戰爭期間的創傷後壓力症候群，都被俗稱為「士兵的心病」〔Soldier's heart〕，但兩者是截然不同的疾病，請勿混淆。後者是源自心理層面，特徵是恐懼與焦慮。）患有心臟神經官能症的士兵會覺得疲勞、頭暈、心悸、頭痛、胸痛，而且睡不好。他們當中有許多人經過仔細詢問之後，都自曝他們的問題甚至在入伍前就開始了。醫生找不出特定的病因，有時會開心臟藥物給他們。

大約在南北戰爭那個時候，有一位名叫威廉・W・梅約（William W. Mayo）的醫生，住在印第安納州，每年夏天都會因為瘧疾而病倒。他受夠了這個狀況，於是搬到明尼蘇達州的羅徹斯特市。他與太太將兒子們也培養成醫生。與此同時，他會駕著馬車前往當地的家庭看診。當龍捲風吹垮房子、許多人因此受傷時，一群天主教修女說服好心的梅約醫師提供醫院服務，治癒這些因為龍捲風而受創的受害者。他的兒子們後來也追隨父親的腳步。

幾年下來，梅約兄弟執業的診所迅速聲名遠播。就連不是住在當地農場的人都遠道而來，希望梅約醫師（無論哪一位）能治療他們。診所的員工越來越多，並且成為醫界的

龍頭。有越來越多病人的身體遇到更加複雜的問題，可是連他們當地的名醫也束手無策，於是他們都來到梅約的診所。

一九九三年一月，也就是梅約醫師首次搬到明尼蘇達的一百多年後，羅納德・雄多夫（Ronald Schondorf）與菲力普・羅（Phillip Low）醫生發表了一份關於梅約診所病患的報告，這些病患從仰臥姿勢站起來時，心跳會變得過快。其中病患多為女性，頻繁出現疲勞與頭暈等症狀，並且經常因為腸內流動緩慢而造成病毒感染。雄多夫與羅將這種病命名為「自發性姿勢性直立心搏過速症候群」，並表明病因是自律神經系統出了問題。

接下來幾年，梅約診所的醫師科學家，以及世界各地其他對此病感興趣的醫師，也發現許多情況相似的病患，並且將這種病描述得更詳細。**這些病患改變姿勢時除了心跳會不正常加速，通常連排汗也出現異常。**

一九九六年，羅醫師與他的同事提出一份關於青少年的報告，這些青少年同樣罹患了姿勢性直立心搏過速症候群，或簡稱POTS。一九九九年，日本一位十六歲男孩被診斷出POTS。二〇〇〇年，俄亥俄州的布萊爾・格魯布（Blair Grubb）醫師，以及紐約州的朱利安・史都華（Julian Stewart）醫師，詳細描述了更多罹患POTS的病患。**被診斷出POTS的青少年，多到令人懷疑這種病是新的流行病，但這只是因為人們對於這種疾病更加警覺，**所以它當然更常被診斷出來。

過去十年來，醫師細心評估慢性疲勞的病患後，發現其中有許多人的自律神經系統功能出現異常。假如一八〇〇年代的士兵能受醫師評估的話，醫師或許也能發現他們自律神經異常。

## 我的 POTS 初體驗

一九九九年，我加入梅約診所之後沒多久，就開始在小兒科與轉診診所看診。既然身為一般兒科醫師，我的病患自然是來自美國各地、而且病情無法歸類於特定專業領域的小朋友。

患有慢性疲勞（通常也有慢性疼痛）的青少年，多到令我很快就招架不住了。我看到這麼多疲倦的青少年，心想這到底是怎麼一回事？我想把這種感染後的疲勞型態稱為「撞牆症候群」──這些優等生撞到了一面「疾病之牆」（類似單核白血球增多症），然後就萎靡不振了。某位神經科醫師朋友覺得這些病患或許得了 POTS，我還想說到底是吸了哪種大麻才會得這種病？待我朋友向我解釋了 POTS 是什麼（我在下一章會詳細跟你說明），我還真的從來沒聽過這種病。於是我開始檢查病患不同部位的脈搏，結果發現多數疲倦青少年確實符合 POTS 的診斷。

不幸的是，新千禧年剛開始的時候，無知的醫生不只我一個。即使到現在，許多醫師仍然沒聽過POTS；許多青少年的疾病還是沒被診斷出來，因此錯過了有效的治療。

## 慢性疲勞症候群患者，大多自律神經失調

我稍後會更詳細描述POTS是什麼、以及怎麼應對它，但我們還是先回顧一下歷史吧。我們來看看自己對於慢性疲勞了解多少，以及為什麼有慢性疲勞的人，通常都自律神經失調。

一九九〇年代中期，有人提出了慢性疲勞症候群的統一定義。這是為了要幫助研究員更方便比較病患、療法與成果，否則一如慢性疲勞患者應該都知道的，通常會有好心人給出這種建議：「我阿姨的表哥的鄰居跟你一樣。她採用了某某療法，現在已經好了。你應該試試看。」

慢性疲勞一般來說是指人疲倦了很長一段時間，但慢性疲勞症候群是由下列三個準則來定義：

一、嚴重疲勞超過六個月，而且無關其他可識別的醫療診斷或檢查結果。

二、疲勞程度干擾到日常活動。

三、下列八個特定症狀至少出現四個：

- 體能鍛鍊之後的疲勞，持續二十四小時以上。
- 睡眠品質不佳。
- 短期記憶力或集中力受損。
- 肌肉疼痛。
- 多處關節疼痛，卻沒有紅腫。
- 出現全新類型的頭痛。
- 喉嚨痛不斷復發。
- 脖子或腋下的淋巴結腫脹，碰到就會痛。

當然，還有其他許多疾病也會造成這些症狀，所以假如沒有先找出並治療其他可能的疾病，就千萬別給病患貼上慢性疲勞症候群的標籤。

一九九〇年代末期，紐約有些醫生正在設法治療患有慢性疲勞症候群的青少年。他們決定檢查這群青少年的自律神經系統。

其中一個重要的自律神經系統檢查方式，就是觀察這個人站立時的血流變化，醫生稱之為「抬頭傾斜」測試——受試者躺在特殊的床上，接著這張床會慢慢傾斜（編註：該設備因此被稱為傾斜床〔tilting table〕），直到幾乎直立為止（約呈七十度角）。由於他靜止不動，並且受到支撐，這樣就不需要用到腿部肌肉。這讓醫生可以**檢查他在違抗重力、且不使用手臂與腿部肌肉時，心跳（脈搏）與血壓的變化**。這種檢查可以排除骨骼肌與有意識的行動等影響，凸顯自律神經系統如何管控血流。

這群患有慢性疲勞症候群的青少年，大多數（二十六人中有二十五人）在傾斜時都很不舒服；十八人心跳加速，還有七人昏倒。這明確證實了一件事：慢性疲勞的人當中，至少有些人的自律神經系統是真的失調了。研究人員也發現，患有慢性疲勞症候群的人在休息時，心跳會異常穩定，而且他們的脈搏缺乏正常的快慢變動。這與患有POTS的人很類似。這一切皆顯示出**自律神經系統中的交感與副交感神經**（見第六十八頁），**並沒有處於平衡**。

幾年後，挪威某個研究小組指出，患有慢性疲勞的青少年，站立時的交感反應會比副交感反應還強烈。該小組也發現，患有慢性疲勞的青少年，排汗的情況異於正常的青少年，而這種異常的排汗，是因為神經傳導物質（兒茶酚胺）的反應能力有了變化。二〇一一年，這群挪威研究人員發現，慢性疲勞症候群患者的$\beta$神經傳導物質受體的基因組成也有了變化。

顯然，有許多慢性疲勞症候群患者的自律神經系統都失衡了。

## 長話短說

所以上述這一切的結論是什麼？我們可以從歷史中得到很好的線索。戰爭的歷史告訴我們，慢性疲勞與頭暈的症狀，已經存在了好一陣子，而且這些症狀會讓年輕人無法從事必要的活動。太空旅行的歷史告訴我們，身體不必花太多時間，就會「忘記」怎麼應付重力。國際病史告訴我們，許多慢性疲勞的人，其自律神經系統在控制血流與排汗方面出現了異常。隨著這些歷史主題在梅約診所匯聚，人們更加了解姿勢性直立心搏過速症候群（POTS）。

有了以上這些背景知識，我們現在可以繼續看下去了——來看看POTS到底是什麼疾病，以及該做什麼，才能真正好轉。

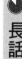

# 第三部

# POTS——姿勢性直立心搏過速症候群

# 第7章 青少年疲倦的其中一種可能

假如你整本書讀到這裡了，應該已經知道青少年感到疲倦是很常見的事情。其中許多青少年只需要把行程放慢即可，這樣他們就可以準時上床，獲得高品質的睡眠。

但你也已經曉得，青少年疲勞還有許多其他原因，像是缺鐵、失眠，或者荷爾蒙、腎臟、肝臟或消化系統出問題。有些疲倦青少年的問題可以透過醫學來識別，進而得到治療。所以青少年如果**一直覺得很疲倦、卻不知道為什麼的話，一定要去看醫生**。

慢性的疲勞無力感，也可能是自律神經系統與身體其他部位的溝通出了問題。許多慢性疲勞的青少年只要改變基本的生活方式，像是休息充足、多吃營養的食物、維持健康的體重、大量運動，就能提升自己的體力。

可是有另一群疲倦青少年，他們的疲勞來自於一種複雜的疾病，通稱為 POTS。現在我們要將注意力轉移到這個特定的問題上。

## POTS：姿勢性直立心搏過速症候群

POTS是**姿勢性直立心搏過速症候群**（postural orthostatic tachycardia syndrome）的簡稱。其中「postural」與「orthostatic」這兩個詞結合了「改變姿勢」（postural）、「直立」（ortho）與「靜止」（static）的意思，不過它們有一點像贅字。

正常情況下，人如果起身站立，他的心跳有時會暫時加快。至於患有POTS的人，他的心跳則是快到不尋常，這被稱作「心搏過速」（tachycardia）。而心搏過速又造成許多症狀（改變姿勢造成的頭暈、長時間疲勞），加起來就成了症候群。

講得白話一點，POTS就是「**當姿勢從躺下變成直立時，因為脈搏太快而產生的惱人症狀**」。那麼POTS對患者有何影響？

假如你是患有POTS的青少年，這種病可能會把你搞得很淒慘——你一直覺得很累，卻又睡不著；你起身時會頭暈，腦袋一片空白，難以記住事情也難以專心；你會感覺噁心反胃，而且身體會痛。總之POTS就是這麼慘。

假如你的親朋好友罹患POTS，你的心情也會很差。你會看著自己的孩子或朋友日漸消瘦。他即使看起來很正常，卻提不起勁。你試著鼓勵他，但又覺得自己很嘮叨。你只能眼睜睜看著自己心愛的人更加衰弱，想幫助他也毫無頭緒。為此，你感到很挫折，亟欲找到答案。

假如你是醫生，你會明白POTS依舊是較為未知的疾病，但跟之前比起來，大家已經更了解它了。而你可能看過疲勞與頭暈的病患，似乎就是得了這種病。

### 蘿拉父母的自述

POTS很難定義，因為這種病不斷在變化。最好的形容方式是：你本來過著正常快樂的生活，然後某一天，有人突然跑來奪走你的一切，從此以後，生活再也不像你之前認識的那樣。

或者想像一下你是某款賽車電玩的主角：你在未知的賽道上落到最後一名，不斷想要衝向終點線，然而路障卻毫無理由與規律的冒出來，害你落後越來越多，因為它們就是可以這樣搞你。沒人告訴你終點線在哪裡、或它何時會出現。

還有另一種比喻方式：你的身體被一個三歲小孩接管，他可以隨時為所欲為，而且完全不警告你。隨著時間經過，你會忘記什麼叫做「正常」，而且你絕對不知道怎麼回到正軌。

**蘿拉的自述**

POTS真的很可怕。

我根本無法粉飾這種疾病，而且症狀說來就來、斷斷續續，每天早上起來就像在抽獎。「我們看看二號門後面是什麼？恭喜！妳贏得一天份的噁心、頭暈與頭痛！」

我心有餘而力不足，即使想好好投入生活，但身體不肯合作。對我而言，得了POTS就像活在跟自己作對的身體裡頭。

## 更仔細觀察，問題究竟出在哪裡？

讓我們更深入探討POTS的醫學定義，以便好好了解這種病。

**POTS診斷有個關鍵要素，就是起身時心跳會劇烈加速。**就POTS而言，這種異常快速的心跳，與自律神經系統的一連串問題有關（還記得第4章嗎？）。POTS患者起身時，自律神經系統並沒有告知腿部的血管要緊縮、讓血液流回心臟，於是**血管維持鬆**

**弛的狀態，使得血液集中在腿部**。這下子，心臟必須跳得更快來彌補不足的血流，心率就增加了。

既要測量這種增加的情形，還要確定這是自律神經系統引起的、而非其他因素，可能會有一點棘手。

為了排除其他造成心跳加速的原因，除了要站直，還必須靜止不動。但這很難辦到，畢竟你不是骷髏或雕像。多數人都會稍微動一下、改變姿勢，這些都會用到肌肉。當肌肉緊縮的時候，就會擠壓附近的血管，使它們收縮並將血液往上推，所以你的**肌肉有時可以彌補自律神經系統的失調**。

一般人要完全站直不動有多困難？你可以在客廳或醫務室測試一下。在客廳會比較自在，因為醫務室可能會讓某些人感到緊張，使他們的脈搏比平常還快。無論你在哪裡，都應該躺著不動、休息個幾分鐘，才能調整循環系統。接著你可以檢查脈搏（心臟一分鐘跳幾次），然後站起來完全靜止不動（或者盡可能別動）幾分鐘，再找別人重新檢查你的脈搏。

要維持這個姿勢多久呢？只站三十秒或一分鐘，並不足以讓你的身體調整至正常狀態。但如果站太久，又有些人可能會昏倒——如果他是英國白金漢宮的衛兵，飯碗可就保不住了。

比較合理的站直時間，通常是三到五分鐘。當然，POTS患者可能會覺得很難，因為他們下意識覺得扭來扭去、改變姿勢，可以幫助血液流動，這樣比較健康、安全。

## 抬頭傾斜檢查，找出仰臥與站立的心率差異

不過，在家裡很難得到準確的結果，因為我們大多數人都很難完全站直不動。我們會坐立不安、晃來晃去，而且當某人試著找到我們的脈搏時，我們會與他互動，甚至笑出來，或抱怨他的手指放在我們手腕上時感覺很冰。這一切都會使得脈搏因為某些理由而上升，而且跟POTS無關。

所以我們這些醫生要試著排除這種變因。我們會檢查一個人仰臥在特殊傾斜床時的脈搏，一旦靜止時的脈搏穩定下來，傾斜床就會往上傾斜。這個人被醫生用皮帶舒適的綁在床上，因此他不需要用肌肉來支撐直立的姿勢。但在完全直立的情況下，用皮帶會很不舒服，所以我們通常只傾斜七十度角。我們可以利用抬頭傾斜檢查，將環境標準化（維持傾斜七十度角五到十分鐘），找出仰臥與站立的心率差異。

兩個姿勢的心率差多少才算正常？

一九九〇年代初期，醫生評估了一群成人，發現患有POTS症狀的人，每分鐘的脈

搏變化超過三十下；沒有症狀的健康人士，脈搏變化比較小。因此每分鐘三十下的脈搏變化，被公認是診斷 POTS 的準則。

## ◎別妄下定論，因為有變數：

然而，我與同事看過疲倦的青少年後，注意到脈搏變化有許多變數。

有些健康的青少年是來體檢、或只是有其他小毛病，應該沒有得到 POTS，於是我們著手檢查他們的脈搏。（我有個兒子甚至還以此為主題參加了高中科展。他檢查了二十六位朋友仰臥與站立時的心率。有一位最健康的受測對象，是個身體處於巔峰期的越野跑者，他從仰臥姿勢起身時，脈搏快了四十下左右。）

之後我與同事去拜訪幾間當地的高中，檢查約三百位高二學生。我們統計分析了他們的脈搏，發現就算看似健康的青少年，脈搏變化也可能高達四十二下。接著我們帶了約一百位青少年到自律神經實驗室，對他們做抬頭傾斜檢查。統計分析再度顯示，健康的青少年在傾斜狀態下，每分鐘的脈搏變化可能高達四十下，而患有 POTS 的青少年，脈搏變化又更大。

所以我們現在使用「脈搏每分鐘變化四十下」作為基準，來分辨青少年是否患有 POTS。

當然，我們必須注意別太拘泥於這個標準，畢竟人的「正常」脈搏，不會一過了青少年時期就劇烈變化。而且**就診斷而言，症狀可能比脈搏變化細節還重要。**有些人就算傾斜時脈搏沒什麼變化，但還是患有POTS。實際的POTS診斷，必須同時有症狀與過度的脈搏變化。

**◎血壓所扮演的角色：**

起初成人假如在站立時血壓下降，醫生就不會診斷他們有POTS。直立時血壓下降是另一種疾病，叫做「直立性低血壓」（orthostatic hypotension）。有直立性低血壓的人或許會頭暈，但他們通常不會有慢性疲勞。

那麼青少年呢？每個疲倦青少年的脈搏與血壓變化似乎都不同。沒錯，有些人的脈搏變化很大，但血壓是下降的。

雖然醫生仍在爭論精確的定義，但大多數都同意POTS意味著心率過度增加，但血壓沒有下降。當然，對某些POTS患者來說，血壓確實下降了，而且當他們直立一陣子之後，就會因為心跳太快而頭暈。類似的自律神經系統問題會有各種不同的病徵，其中就包括心跳與血壓的規律異常。

## 並非心跳太快，就一定是得到POTS

務必要記住，POTS是一種臨床診斷。這表示POTS的診斷不能只靠檢查結果，還要考慮其他因素，包括症狀與病史。熟悉POTS的醫學專家，應該要謹慎考慮患者的全盤狀況與檢查結果，再做出診斷。**有其他疾病會有心跳太快的症狀，但與POTS無關**，或者這些疾病會與POTS重疊。這些疾病包括：

- **脫水與失血**：

脫水（例如嚴重嘔吐或液體攝取不足所造成的腹瀉）及失血（例如車禍造成脾臟破裂）都會降低循環的血量。血量一旦降低，心跳就會加速來彌補這個情況，尤其是直立的時候。只要症狀是突然且短暫的，姿勢性心搏過速就意味著血量過低（血容量減少）。

- **焦慮與疼痛**：

焦慮與疼痛也會使脈搏變快。有時候，焦慮與疼痛會隨著姿勢改變而加重，看起來就像自律神經系統出了大問題，但其實只是因為焦慮與疼痛導致神經傳導物質大量分泌，自律神經系統被迫適應。

**●失用（deconditioning）：**

失用也會加重姿勢性心搏過速的程度。正如前述例子中的太空人所經歷到的狀況，失用可能同時與心臟和肌肉的功能有關，背後的原因有可能是細胞能量代謝不足。所以重返地球重力的太空人會有姿勢性心搏過速，但他們並沒有符合POTS診斷的臨床病史。POTS患者不僅有長期（慢性）不耐久站的問題，此外還有其他症狀。

上述這些內容都有點抽象與理論性。我在下一章會讓內容更具體，並進一步考量POTS的其他症狀。POTS實際上會像什麼樣子呢？

# 第8章 他們沒有特別想睡，但就是沒有活力

POTS這個醫學名詞，讓醫生能夠簡略談論成群的患者。而正確的名稱能幫助研究人員，以有意義的方式比較不同群體的人。但這並不能改變一個事實：每個POTS患者都是獨一無二的。每個POTS患者經歷的症狀都不一樣。

我們也知道，疲倦、頭暈的患者無論起身時心跳是否改變，都有許多共同症狀。所以有些醫學名詞的定義會比其他的還要廣泛。比方說，青少年假如在心率沒有過度變化時感到疲勞與頭暈，那他們就是自律神經失調或不耐久站；但假如上述症狀是由於起身時脈搏變太快所導致的，那他們就患有POTS。

在本章，我將會解釋POTS常見與罕見的病徵，並且談論某些可能與POTS重疊的相關疾病。

## POTS的背景知識

POTS並非先天疾病，而是後天發生的。它突然發生在某些人身上，尤其是一個人因為疾病或受傷，而必須暫時躺在床上、無法行動時。至於有些人則要經過幾個月的時間，症狀才會出現並逐漸增加。POTS偶爾會發生在患有疾病的人身上（例如從小就有腹痛毛病），但它通常發生在本來很健康的人身上。

POTS患者有何共同因素？他們大多是青少女或年輕女性——**青少年患者中，女性占了三分之二**。此外，被診斷出POTS的主要是高加索人與亞洲人。

大多數患有POTS的青少年，都是在身體進入青春期之際開始經歷症狀。不過有些人到了青少年晚期才得病，也有些成人（九〇%是女性）是在中年時得病。統計上來說，POTS最**常見於高成就人士**。非常積極進取且極為成功的人，似乎比較容易罹患POTS。

所以罹患POTS的青少年，「平均來說」（綜合年輕女性和高成就人士）是一位學業優秀的女孩，在十二歲時罹病。不過這只是「平均」，實際上的範圍還滿廣的。POTS患者有許多相似之處，但並非每件事都一樣，我們必須小心別過於概括這個情況。

**護理師的叮嚀**

我在診所看到的病患，通常是白人少女。她很聰明、上進，往往是成績優秀的學生或運動員（或兩者皆是）。她應該也是那種很討人喜歡的女孩子。生活對她來說非常順遂，直到有一天她突然生病、受傷、早上爬不起來，然後就整個走樣了。她與家人開始玩起醫療版的「打地鼠」——極力想控制一種症狀，其他症狀卻不斷冒出來。

這位女孩子既不是懶惰、也不是發瘋，她只是身體出了狀況。

——金妮

## 疲勞，特別在九月開學時

疲勞既是本書的主題，也是POTS的癥結所在。幾乎所有的POTS患者都有這個病徵。

疲勞有兩種主要形式——嗜睡，以及缺乏活力。有些人同時有這兩種情況，有些人則是想睡卻又睡不著。不過，**許多POTS患者告訴我，他們並沒有特別想睡，只是沒有活力而已……他們完全沒有幹勁。**

有時候，**POTS所造成的疲勞，在直立時會更加嚴重。**極少數的患者說他們躺著時感覺很舒服，只有站起來的時候才覺得有氣無力。然而我看過的POTS患者，大多數是一直感覺很疲倦。他們或許在直立時會更累一點，但幾乎隨時都很累。

雖然我們不知道原因，但許多POTS患者早上會特別疲倦。他們的體力會在早上十點或十一點左右變好一點，讓他們感覺沒那麼累，但離正常還有段距離，因此早上爬起來上課這件事，對他們來說很困難。

POTS引起的疲勞，可能會隨著時間起伏。行程比較空閒時，通常就比較不嚴重，比方說暑假期間；只要活動增加，疲勞就容易變得更嚴重，這就是為什麼患者在九月開學時，身體會特別不舒服。

睡眠不足則讓疲勞加劇。患有POTS的青少年，在生病時特別容易筋疲力盡，例如感冒的時候。而經期似乎會讓所有POTS症狀（包括疲勞）更嚴重。

POTS患者通常都有勞動後倦怠的現象。經過異常費力的活動之後，他們會比平常還要累，而且疲勞感甚至會持續一天以上。可惜的是，正是這種運動後的疲勞，讓某些POTS患者連動都不想動。（這種情況下，比較好的做法是從較輕鬆的運動做起，並逐漸增加運動的強度與頻率，本書稍後會談到這件事。）

為什麼POTS患者這麼疲倦？因為POTS會使自律神經系統無法正常管控血流。**當循環系統無法將正確分量的血液，在正確的時間送到正確的地方，身體就會因為缺乏氧氣與養分供給，無法應付需求，進而感到疲倦。**所以血流不足，似乎是POTS患者感到疲倦的根本原因。

### 蘿拉的自述

POTS最糟糕的地方，就是極度且持續的疲勞，它是所有症狀之首。無論我做什麼，無論我睡多久，都無法消除這種疲勞。我總是很困惑：為什麼我睡了二十小時，卻完全沒恢復精神？

此外，我還有其他各種症狀——頭痛、噁心、腦霧、頭暈、心搏過速、流汗，並對噪音與光線很敏感。而且症狀可不只有生理上的——我還覺得好孤獨。我的朋友人都很好，但他們真的不了解我經歷了什麼事。上數學課的時候，大家都在聊返校日的舞會，我卻在懷疑自己能否撐到放學。

但與此同時，POTS也跟神經傳導物質水準異常有關。還記得嗎？神經傳導物質是化學信使，將訊號從一條神經傳到另一條。**某些神經傳導物質的減少（或各種神經傳導物質間的失衡），除了讓補給不足的身體部位產生實際的疲勞，也會帶來疲倦的感覺。**這種疲倦並非想像出來的，而是散布於全身的神經突觸所產生的真正肉體疲勞。

## 頭暈，有時會有十五秒看不見

幾乎所有POTS患者都會感到頭暈，但他們對頭暈的描述方式都不同。對我來說，「頭暈」（dizziness）與「頭昏眼花」（lightheadedness）一樣，就是頭部感覺輕飄飄的。隨著頭暈變嚴重，你就很難思考，並感到搖搖晃晃。無論你看什麼東西，都有影子出現在邊緣，且視野可能縮小到非常狹窄，甚至完全看不見。當然，過度頭暈的話就會昏倒。

### 藉由划獨木舟理解POTS

為什麼頭暈是POTS的症狀之一？這其實算好解釋的。

我們的血管被小型的平滑肌圍繞著，而來自自律神經的神經傳導物質，會刺激或放鬆這些肌肉。肌肉緊縮的話血管就會變窄，放鬆的話血管就會張開。POTS會使自律神經系統失去平衡，進而使血管比平常更寬、更鬆弛，因為平滑肌的彈性減少了。

我喜歡在明尼蘇達南部悠閒的划獨木舟。我平緩的順流而下幾個小時，看過禿鷹在我頭上翱翔，也看過鹿跳著過河，我以前甚至被一群生氣的鵝追過。我家的「小大人」有時會跟我一起去，但他們其實更喜歡白浪滔滔、緊張刺激的湍急河流。

划獨木舟跟POTS有什麼關係？

如果河面很寬，水流就很平緩；當河面變窄，水就會流得更快。同理，舒張的血管會讓血液循環變慢，緊縮的血管則會加速血液循環。

**POTS使血液容易在身體下方部位的鬆弛血管內流動，而不是正常循環。**結果往上流的血液變少，抵達腦部的血液也因此比平常少。**心臟試著跳更快來彌補**，亦即更頻繁的將血液送至身體。但流進頭部的血液還是不夠，導致POTS患者感到頭暈。

我問一位十五歲的POTS患者，是否感到頭暈？她說：「沒有。」我又問她是否感到頭昏眼花，她又說：「沒有。」我很注意聽她有沒有頭暈的跡象，但很意外的是居然沒有！後來我問她眼睛怎麼樣？她回答：「沒事，只是有時候會看不見。」我嚇了一跳，問她什麼時候會看不見？她解釋：「我每次站起來，都會有十五到二十秒看不見。」我還是搞不清楚，她之所以看不見是起因於嚴重頭暈、只不過她沒有頭暈的感覺？還是她適應了這種頭暈的感覺，所以不認為這是異狀，也就覺得不必說出來？

醫學上來說，「頭暈」與「眩暈」（vertigo）並不相同。眩暈是覺得整個空間圍著你打轉，而不是覺得站不穩。真正的眩暈源自於內耳的問題，並非POTS造成血流異常。但基於無從解釋的理由，有些POTS患者會同時經歷頭暈與眩暈。

## 經常反胃或肚子痛

POTS患者通常會感到噁心與腹部不適。

血流是藉由血管周圍小肌肉的緊縮與舒張來管控，同理，食物也是藉由腸子周圍的肌肉緩慢自主擠壓來推動。這些腸道的肌肉由自律神經控制，機制與血液循環相同，但腸神經是副交感神經系統的一部分，非屬於控制循環的交感神經系統。

當血管的肌肉太放鬆，血液就會流進身體下方部位，使人感到頭暈。所以你會依此類推：當胃腸的肌肉太放鬆，消化中的食物就會停滯不前，產生噁心的感覺，覺得肚子太漲了，必須藉由嘔吐來清空。

這樣想很有道理，也對了一半。但我們做過一個小研究，想加以驗證這種說法。我們回顧幾十位疑似罹患POTS的青少年，他們都有噁心（反胃）的症狀。為了更了解狀況，我們檢查了他們的胃排空速率——請他們吃一些蛋，裡頭含有少量安全的放射性物質，接著測量其胃部將放射性物質推到腸道的速度。約有四分之一的患者胃排空速率非常慢，正如我們預期；但有半數患者的胃排空速率正常，而剩下的四分之一甚至還很快。

這代表什麼呢？表示**問題出在不規律的腸內流動控制**。腸內流動並不是一直都太慢或太快，而是**流過胃部時速度變化太大**，有時太快，有時又太慢。正常的身體功能，必須因應那個人做的事情（站立、仰臥、休息、跑步、吃東西或上廁所）而平緩的變化與轉換。POTS患者的腹部問題，在於腸內流動並不總是配合當下的情況。

**當胃排空速率太慢，POTS患者就會感到噁心；當腸內的東西流動太快，就可能因為痙攣而疼痛**。這有點像那個金髮姑娘的情況（譯註：出自童話故事《金髮女孩和三隻熊》〔*Goldilocks and the Three Bears*〕，主角金髮姑娘誤闖三隻熊的住家，然後覺得不會太冷也不會太熱的粥最好、不會太大也不會太小的床和椅子最舒適）——腸內的東西有時流太快、有時又流太慢，但從來就沒有「剛剛好」。

有些覺得噁心的人，在吃過東西後會舒服一點；有些人則反而覺得更噁心。有些人會經常肚子痛，但排便後就比較舒服；有些人上大號時反而更不舒服。問題在於POTS患者的腸內流動失控了，結果就是噁心與疼痛的時機因人而異。

## 有六〇%患者受頭痛所苦

我所看過疑似罹患POTS的青少年中，約有六〇%受惱人的頭痛所苦。許多人都會持續頭痛，強度各有不同，但都揮之不去。大多數人感到頭部前方與側面疼痛，而且他們形容疼痛就像頭部爆炸或被壓扁一般。有時頭痛會使噁心加劇，甚至導致嘔吐。但我的病患，倒是很少有一般那種頸部上方與頭部後方的緊縮型頭痛。

假如我頭部內的血流變化不穩定，可能也會頭痛。不過對POTS患者來說，我們並**不清楚頭痛主要是血流異常的副作用，還是中樞神經系統的神經傳導物質出現變化所致。**有趣的是，**乙型阻斷劑**（beta blocker，又稱β受體阻斷劑）能幫助敏感的人預防偏頭痛（即使沒有POTS），也有助於治療POTS患者的血流問題。無論如何，POTS常與頭痛糾結在一起。生理學各方面都顯示，POTS好轉之後，頭痛通常會跟著減緩。

偏頭痛患者往往很怕強光。有時 POTS 患者也怕強光；這可能是因為瞳孔放太大，讓過多光線進入眼睛。

假如你患有 POTS，千萬別忽視你的頭痛，但也別假設所有頭痛都是 POTS 的症狀。假如頭痛異常嚴重，或者半夜把你痛醒，你就必須尋求緊急醫療；畢竟和其他人會遇到的問題一樣，這種頭痛可能與 POTS 無關，而是其他疾病的徵兆，例如腦瘤。

## 特定部位出現疼痛

患有 POTS 的青少年，通常都有許多其他疼痛。這並不令人意外，因為與 POTS 相關的神經傳導物質，相同或類似於傳遞痛覺給大腦的神經傳導物質。

有些 POTS 患者以前受傷的地方會出現慢性疼痛，例如背部、手臂或腿部的舊傷；有些人則是會背痛，或許是因為缺乏正常的體能運動與活動。

但就跟頭痛一樣，**我們不應該假設 POTS 患者的所有疼痛，都是由 POTS 所致。**我有一位 POTS 患者，深受腹痛所苦……直到他動手術切除發炎的盲腸就好了。顯然，這種病需要另外治療，而且跟 POTS 沒什麼關係。

疼痛通常有其目的，它警告我們身體出問題了，我們應該採取行動；行動可能是把腳從浴缸的熱水抽出來，或者替骨折的手臂打石膏。不過有時候，感覺神經會「誤判」，持續重複疼痛的訊息——即使是在沒有危險、沒必要採取緊急行動的情況下。誤判的自律神經與誤判的感覺神經，簡直是難兄難弟！

POTS患者的胸部疼痛，有時似乎與胸部和腹部之間的血流變化有關。這有可能引起呼吸困難的感覺。對某些人來說，這就像恐慌發作——但他們在胸痛與呼吸困難之前並沒有恐慌。我認為這些短暫的「POTS發作」，可能是因為胸部的血流與神經的感覺同時出現異常。幸好這些短暫的胸痛並不危險。

纖維肌痛的症狀與POTS有許多重疊之處。**纖維肌痛是指主要發作於肌肉的慢性疼痛，而它通常會引起疲勞與睡眠不足。事實上，POTS很可能是某些青少年纖維肌痛的根本原因。**纖維肌痛的奇特之處在於，它也會讓肌肉的某些部位產生壓痛（編註：觸診時按壓所產生的疼痛）。POTS的療法基本上涵蓋了纖維肌痛的所有療法，所以POTS患者不需要改變療程，因為他們也符合纖維肌痛的診斷。

將可以治好的疼痛源頭找出來，才能夠好好治療。一旦把這些源頭治好，POTS患者就比較容易了解「特定問題引起的劇烈疼痛」與「慢性疼痛」的差異。如果是慢性疼痛的話，就算找不到特定源頭，也還是能夠擬定適當的疼痛管理策略。這樣就不必浪費時間與費用，去尋找不明疼痛的源頭，讓患者更專注於成功康復。

## 腦霧，腦袋好像被棉花糖包住

POTS令人極為沮喪的症狀之一，就是思緒似乎變模糊了。患者告訴我，這感覺就像腦袋「被蜘蛛網纏住」或者「被棉花糖包住」。許多人都稱之為「腦霧」，因為他們的思緒彷彿罩著一層霧。他們必須慢下來，才能找回思緒、想起該說什麼，如同在霧裡開車時，必須慢下來才能找到路標與交通標誌。在某種意義上，頭暈是腦筋遲鈍的生理感覺，而腦霧是思緒變慢的心理感覺。

許多因POTS而有腦霧症狀的人，覺得自己無法記住事情。他們說自己盯著朋友，卻想不起來對方叫什麼名字；或者，他們忘記自己的鑰匙放在哪裡。有趣的是，POTS患者在實際的記憶力測試中表現都很正常。神經心理測驗顯示，POTS患者通常都有很好的記憶力，以及優秀的認知（思考與計畫）技能。

**為什麼POTS患者會覺得自己無法思考，但測驗卻顯示他們可以？重點或許在於專注力。**人在進行神經心理測驗時，會完全專注於測驗而不分心。但在現實生活中，世界既嘈雜又令人分心，而必須一心多用的青少年，除了要記名字與事情的細節，還得滿足其他一大堆需求。POTS患者的腦筋很清楚，可是當現實世界要求他們一心多用，他們就會應接不暇，腦筋也就沒那麼清楚了。

但光這樣並不能解釋一切，因為許多POTS患者就算沒有處於分心的環境，也還是會覺得腦袋遲鈍。雖然有些腦霧可以靠努力思考來克服，但另一種腦霧，或許是源自**大腦思考時沒有得到所需的補給**。大腦思考時需要什麼？需要氧氣與養分，包括適量的鹽分與其他化學物質。當血流減少時（POTS患者必定會出現的情況，尤其是直立的時候），大腦細胞沒得到足夠的補給，也就無法正常運作。

除此之外，大腦思考還需要什麼？它需要神經傳導物質，也就是負責傳遞思考與行動訊息的化學物質。由於POTS患者**體內用來控制血流的神經傳導物質出現了異常**，因此他們負責思考訊息的神經傳導物質很可能也不夠。

這樣看來，腦霧還真是令人傷腦筋。其成因很可能是「大腦受POTS影響而難以一心多用」、「血流不穩定」與「神經傳導物質水準異常」，然而醫學尚未進步到能夠確切知道如何恢復神經傳導物質的平衡。我們會盡力治療罹患POTS的青少年，但腦霧與睡眠障礙，似乎是POTS患者的康復過程中，最難治好的兩個症狀。

## 雙腳腫脹並發青

POTS患者站立時，血液通常會集中在小腿。血液在停滯的情況下會缺氧，於是足部與腳踝就會腫脹並發青。伴隨血流變慢，皮膚因為腫脹而被拉扯，可能會覺得刺痛、甚至疼痛。**只要四處走動就能改善血流，並讓雙腳（或雙手）恢復正常的顏色。**

我有一位同事，會趁著與患者握手寒暄的時候，試探性的診斷POTS。假如慢性疲勞患者的手很冰，那很可能就是POTS。接著我同事會請病患站直不動（為了等待脈搏加快），假如對方的小腿腫脹且發青，我同事就會更加確定，問題有一部分出在POTS導致血液集中在小腿。

「雷諾氏現象」（Raynaud's phenomenon）是一種病，低溫時手腳會改變顏色、並且變得不舒服。這跟POTS的雙腳發青很像，但通常與姿勢無關，而且多半是變成紅色或白色，不是發青。少數雷諾氏現象患者也同時罹患「紅斑性狼瘡」，這是一種慢性的發炎性疾病，可能會使人衰弱。

只要能夠正確診斷出手腳發青是POTS所致，就能排除其他可能造成類似症狀的疾病，例如雷諾氏現象或狼瘡。

## 心悸到心臟感覺快從胸部跳出來

活動增加（以及壓力增加）可能會使心臟跳得比平常更快、更用力，有時心臟甚至感覺就像快從胸部跳出來一樣。任何人都可以感受到這種「心悸」，但POTS患者會比別人更容易有這種感覺，尤其是剛起身並開始感到頭暈時。他們覺得心臟跳得比平常更快，這是因為血液集中在腿部，變得毫無用武之地，所以心臟必須突然「加班」來彌補。

不過，即使跳得比較快或比較用力，POTS患者的心跳應該也是規律的；假如心悸的感覺不規律，那最好去給醫生檢查。然而，青少年就算心跳不規律，通常也不會有危險。另外，咖啡因與其他興奮劑的攝取量增加，也會使心悸更嚴重。

## 體溫異常，但鮮少會發高燒

自律神經系統其中一項重要任務，就是管控身體內部的溫度。**POTS影響循環、胃腸與感覺神經系統的時候，也會干擾體溫的自律控制（體溫調節）**。有些POTS患者覺得太熱，但有些覺得太冷。我有一位POTS患者，即使冬天住在下雪的洛磯山脈，還是穿著短褲；另一位住在德州的患者，就算處於又熱又溼的盛夏，也還是穿著運動長褲。要麼太熱、要麼太冷——POTS患者往往不覺得自己的體溫是正常的。

人的平均體溫通常都在華氏九十七度到一百度（約攝氏三十六．一度到三十七．八度）之間變動。若是罹患POTS，體溫就會頻繁的在這個範圍內變動，有時甚至會超出這個正常範圍。「自動」控制體溫的神經，不知怎麼回事，居然無法平緩的管控體溫。

另一方面，POTS患者**鮮少會發高燒**，除非被感染或有其他問題。我認識某些父母與青少年，就花了太多時間測量與記錄體溫。我們已經知道POTS會影響體溫控制，但就算體溫量得很準，通常也不會改變診斷，或者導向其他有用的療法。

有些可以測量皮膚溫度的新式溫度計，數值變動似乎更大。既然經過身體的血流異常，那麼皮膚的血流當然也不規律。當流經皮膚的血液變少，表面溫度（正如某些溫度計量出來的數字）就會降低；當血流增加，量出來的溫度就會變高，但這個結果不太可信。

人在覺得冷時，會不由自主的發抖，發抖時的肌肉收縮會生熱，讓身體變溫暖；當人覺得熱時則會流汗，流汗會使水分蒸發，幫助身體降溫。POTS患者的體溫控制很不穩定，所以他們有時覺得冷到發抖，有時卻又流太多汗。有些罹患POTS的青少年，甚至會「流了一整張床的汗」，他們的睡衣溼到必須半夜爬起來更換。

## 有些症狀，不見得源自POTS

POTS解釋了許多症狀，但沒有解釋完所有困擾患者的情況。**POTS患者的症狀不一定由POTS造成；同樣的，POTS患者的其他疾病也不一定與POTS有關。**其實人生中其他事情也是如此。比方說，某個金髮的人得了POTS，我們不能因此認定是他的髮色導致POTS，或者他的髮色是POTS造成的。每個人的關鍵特徵都不只有一個，而且也不是所有特徵都直接彼此相關。

我曾看過POTS患者同時罹患發炎性腸道疾病、乳糜瀉、自體免疫性肝炎和癌症。但是POTS患者罹患這些疾病的機率，並沒有比一般人高。在這種情況中，兩種嚴重的疾病發生於同一個患者，似乎就只是巧合而已。

有些疾病看似較常找上POTS患者，但更仔細調查，就會發現兩者不一定有關聯。

## ●氣喘：

我們審視過幾百位POTS患者後，發現其中約三〇％都被診斷出氣喘，這個比例約為一般人的兩倍。然而經過仔細詢問與檢查後，我們發現許多患者並不是真的有氣喘。這似乎是因為他們在POTS發作時會伴隨運動不耐，使得其他醫生誤以為是氣喘。事實上，氣喘與POTS似乎沒有關聯，兩種病同時出現只不過是巧合。

（編註：運動不耐是指無法或很難與同齡、同體型、同性別和同肌肉量的人一樣，在正常預期水準或持續時間下運動，且可能會有異常嚴重的運動後疼痛、疲勞、噁心、嘔吐等。有一類氣喘叫做運動誘發型氣喘，其檢測方法也可能被拿來檢測運動不耐。）

**●注意力不足過動症：**

不過，有些疾病似乎比較不會找上POTS患者。比方說，兒童罹患注意力不足過動症（attention deficit hyperactivity disorder，簡稱ADHD）的比例約為一一%；但我最近看過的三千名POTS患者中，罹患ADHD的比例似乎低很多（只有〇・一%）。ADHD造成的神經傳導物質異常，以及POTS造成的神經傳導物質失衡，很可能恰好相反，所以一個人同時罹患這兩種疾病是很反常的。

**●下疝畸形：**

下疝畸形是指小腦扁桃體（後腦最下端）下垂到比平常低的位置，壓迫到從頭骨底部伸出來的脊髓。（編註：疝，俗稱疝氣，醫學上指的是器官經由腔室的孔道，離開原先的位置。）

大多數的下疝畸形，只是稍微遮住顱底的開口邊緣，並不會造成任何臨床症狀或危險。但對某些人來說，大腦壓迫脊髓

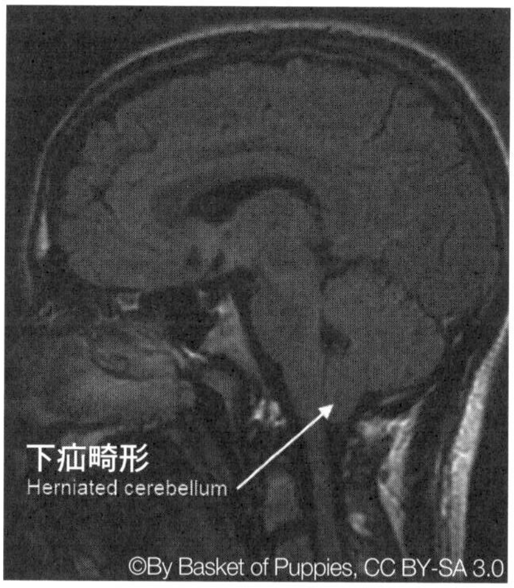


▲ 下疝畸形患者的磁共振成像圖（圖片來源：維基百科）。

的程度，嚴重到足以造成頭痛與神經疾病。

有些人表示下疝畸形可能造成POTS，而我們確實看過幾位青少年，同時罹患這兩種疾病。但是我們必須非常確定，下疝畸形有嚴重到足以造成上述這些症狀。治療下疝畸形的手術，是將頭骨切開，使腦部有更多空間（編註：方式是切除下疝的小腦扁桃體或取走後顱一小塊骨頭，或兩者同時進行，達到減壓效果）。除非我們認為這種畸形真的很嚴重，否則我們不想採取這麼極端的療法。

（編註：下疝畸形大部分是先天性的，但亦有少部分因受傷而後天引起。此症可能引起頭痛、疲勞、頭部和面部的肌肉無力、吞嚥困難、頭暈、噁心、協調障礙、失眠、注意力不集中、記憶力減退，嚴重時，可能令脊椎神經受壓及損害，導致患者癱瘓。）

● **鬆筋頻譜障礙（鬆筋症候群、關節過度活動症候群）**：罹患POTS的青少年，筋骨多半都非常柔軟，這對於排球或體操等運動很有幫助。但**假如身體的軟組織太鬆，就無法穩固的支撐血管**。這表示血管稍微鬆一下就會產生很多毛病，例如血液集中在腿部，進而導致POTS。

有幾種遺傳性疾病，例如埃勒斯—丹洛斯症候群（Ehlers-Danlos syndrome，又稱鬆皮症），會讓身體特別柔軟。無論POTS患者是否罹患埃勒斯—丹洛斯症候群中可識別的類型（有些類型可以透過基因檢測來識別，但不是全部），都不會改變醫生對於POTS的診斷、治療或看法。

所以就算我對埃勒斯－丹洛斯症候群很有興趣，我還是很少針對它做診斷檢查。我會專注在治療POTS，以及藉由物理治療來治療關節鬆弛。鬆筋頻譜障礙患者務必要做運動，定期強化關節周圍的肌肉。

### ●失去知覺：

長時間昏厥、癲癇、失去知覺——有些POTS患者似乎會失去意識很長一段時間。一般來說，昏厥僅會持續幾秒鐘，只要平躺就會恢復了（編註：昏厥是因為大腦供血不足，平躺可讓血液流向腦部）。但某些POTS患者失去知覺，可能會持續幾分鐘、或甚至一小時左右。而這段時間內會有斷斷續續的意識，以及類似癲癇的異常身體動作。

當然，有幾種危險的疾病，也可能使患者偶爾失去意識、或出現異常的肌肉活動。所以假如有人曾經失去知覺，他必須透過檢查，排除心律不整與真正罹患癲癇的可能性。

有時候，我們會替患者做腦電圖（electroencephalogram，簡稱EEG）檢查，在他們失去知覺時監控腦波。心電圖（electrocardiogram，簡稱ECG或EKG）一般用來檢查心臟，但假如患者失去知覺的話，我們有時也會用心電圖檢查。假如檢查結果正常，我們就可以稍微放心一點，認定情況並沒有危險。

那麼，POTS患者失去知覺的原因是什麼？很有可能是**周圍神經系統受到的刺激太泛濫，結果大腦招架不住就斷線了。**

青少年的日常生活，本來就已經令人不知所措，但POTS更是不斷藉由神經傳導物質，傳遞「誤判」的異常訊息，讓神經不堪重負。儘管大腦下意識想要管控相互衝突的神經訊息，卻難以招架。**自律神經與感覺神經用不正確、不適當的訊息轟炸大腦，使得大腦下意識將這些訊息詮釋或轉換成「要求暫停」**。

籃球選手在倒數計時的時候，會喊暫停來爭取時間；而POTS患者的神經系統，有時也會喊暫停——**關閉正常的功能**。有趣的是，神經暫停下來的時候，通常看起來很像昏厥（即使檢查顯示大腦有意識活動）、癲癇（動作痙攣或肌肉緊繃）、癱瘓（通常是手臂或腿）或眼盲。這個人並不是在「裝病」或故意騙人，而是他的潛意識將過量且刺耳的神經訊息轉換成暫停訊號了。

並非只有神經刺激程度出現慢性異常的POTS患者，才會經歷這種失去知覺的狀況。精神科醫師知道，短時間內承受巨大壓力的人（例如看到很慘的意外事件，或者被攻擊），也有機會失去知覺。在這種情況下，完全招架不住的腦部也可能喊暫停。精神科醫師稱此種情形為「轉化症」（conversion disorder，又稱功能性神經症狀障礙症），這跟

POTS造成的情況有點類似。有時心理學技術以及物理治療技術（假如身體剛好有失去知覺的徵兆），可以協助處置與POTS相關的失去知覺者。

**●焦慮症與憂鬱症：**

之前就提過，POTS不是想像出來的病。但被POTS搗亂的神經傳導物質，也與人的情緒，以及焦慮症、憂鬱症等疾病有關。

就某種意義上來說，「焦慮」是「冷漠」的反義詞。冷漠是指漠不關心與缺乏動機；焦慮則是動機很強時的狀態。所以適度的焦慮是好事，它使我們在考試前努力念書、幫助我們在運動賽事時保持專注，以及藉由腎上腺素來最後一搏——焦慮是有其用處的。

但過於失控的焦慮就不健康了。焦慮會導致更多胃酸產生，用以加快消化食物，讓身體準備好消耗大量體力（無論是對抗危險還是逃離危險）。但假如胃酸過多，接下來身體卻沒有活動，胃酸就會腐蝕胃黏膜，造成令人疼痛的胃炎與潰瘍。此外，若是對考試過於焦慮與擔憂，反而會無法專心念書。

我看過**許多POTS患者都有焦慮傾向**。他們都是表現傑出的高成就人士——直到被POTS拖垮一切為止。但他們還是很積極想搞清楚自己的病，再重新振作起來。我很欣賞他們的幹勁，哪怕這也是焦慮造成的。但焦慮一定要受到控制，畢竟空有動機卻沒有行動，可能會毀了自己。所以POTS患者必須將他們的動機（焦慮）引導至正面、有建設性的方向。當焦慮失控時，可以求助於心理衛生專業人員，有時亦可服用抗焦慮藥物。

比起冷漠，我們以前認為憂鬱才是焦慮的反義詞。然而，有許多人同時罹患憂鬱症與焦慮症。被POTS搗亂的神經傳導物質，可能在同一個人的不同部位，同時造成血流過多與過少，因此它們也可能使人的心情同時變得憂鬱與焦慮。

當然，有些人在得到POTS之前，就已經罹患憂鬱症與焦慮症了，這些疾病各自有療法可救治。我有點意外的是，**並非所有POTS患者都有憂鬱症**。身體拒絕做自己該做的事，照理說應該很令人沮喪與憂鬱才對，假如我們知道哪一種神經傳導物質的平衡，能讓POTS患者維持正面積極的看法、並且積極康復，我們就會請其他患者補充這些神經傳導物質。（或採取更好的做法：找到某種神經傳導物質的平衡，得以預防POTS。）

只要POTS的症狀好轉，POTS所導致的沮喪與憂鬱也會改善。但與此同時，POTS患者也應該尋求所有必要的協助——包括治療焦慮症與憂鬱症。一個人要是除了POTS之外，亦罹患焦慮症與憂鬱症，也不代表他的POTS症狀是心理作用或假的。

**※審定註：英美等國的權威機構分別做過統計，結果顯示，POTS患者平均在看過七位醫生才確診，而近五〇%的POTS患者曾被告知患有精神疾病。這與中華民國自律神經失調症協會長年的臨床統計高度吻合。**

**因為是神經系統失衡，只是症狀反應在器官上，所以檢查器官卻一切正常，導致患者為了恢復健康必須四處求醫。據統計，患者從自律神經失調的第一個症狀現形開始，平均皆會經歷三年流連在各大醫院各科室，均值是七個科別、五家醫療院所、十二位主治醫師。故而患者對不明原因的身體不適，會產生焦慮或其他負面情緒，屬正常反應。這與憂鬱症有本質上的差異，不宜混談也並非必然。**

## ●跑廁所：

有極少數的POTS患者，自律神經系統受到嚴重擾亂，使他們上廁所的習慣也變得不正常。這可能會影響到泌尿系統或排便。

我看過的所有POTS患者中，**只有少數（絕對少於二％）有排尿問題**。這些人之中，有些老是覺得想上廁所，卻不能去上；有些則是一直跑廁所。既然排尿問題鮮少是POTS造成的，那麼醫生就必須迅速找出這些問題的根本原因。

不過，萬一排尿問題真的起因於POTS，那麼特殊的藥物——像是「啶斯狄明」（Pyridostigmine，編註：俗稱大力丸，臺灣有此成分的藥品有美定隆糖衣錠、肌立健膜衣錠，適應症為重症肌無力，該症是因為神經肌肉傳導異常，導致病人出現力不從心的狀況）——或許會有幫助。

每個人都可能有便祕的問題。但對某些人來說，排便習慣會隨著神經傳導物質變化而改變。我們看過**少數患者因為POTS造成的骨盆功能異常，而嚴重便祕**——骨盆底部的肌肉逐漸變強壯，結果過度緊縮；最後當肌肉應該放鬆將糞便排進馬桶時，肌肉卻反而收縮。這些患者除了接受POTS的治療以外，設計來重新訓練骨盆肌肉的物理治療，通常也能幫助到他們。

## 知道症狀了——然後呢？

我們已經審視過許多伴隨POTS發生的症狀與疾病，但先等一下！請記住這不是在比賽，你不該像計分一樣算自己有多少症狀。**POTS的嚴重程度，並不一定取決於你有多少症狀、或你有多少身體部位被影響。**每個POTS患者都有一大堆症狀，也就是他個人的症候群。只要理解這些症狀，我們就更能夠擺脫這些症狀，朝康復邁進。

不過你們有些人還是想知道：為什麼會出現這些症狀？知道「有什麼」症狀、症狀是「怎麼樣」，對你們來說並不足夠。所以下一章會探討更多「為什麼」，也就是我們對於POTS成因的知識（可惜的是，有些事情我們還沒弄清楚）。

# 第9章 這會遺傳嗎？有可能傳染嗎？

所以，到底是什麼造成 POTS？我們並不真的清楚。不過隨著科學調查持續進行，我們還是能討論一些 POTS 的潛在成因與觸發點。

## 遺傳因素並非唯一成因

基因是青少年罹患 POTS 的元凶嗎？如果是的話，那麼了解基因就一定能幫助醫療專家預測（或許預防）症狀的出現。假如我們能弄懂哪些蛋白質是由「POTS 基因」產生的，我們或許就能想出更好的療法。

有些疾病是來自於特殊的基因突變，例如鐮刀型紅血球疾病，就是因為十一號染色體上的乙型球蛋白（beta globin）基因突變所致。（人有二十三對染色體；第二十三對性染色體與性別有關，為X與X、或X與Y的配對。）這種突變使紅血球變得很脆弱，最後導致危及生命的貧血。在美國，黑人擁有這種基因的比例最高，而白人最少見。

有些疾病的成因則來得更複雜。有些家族比較容易罹患糖尿病，肥胖也是。這些疾病都跟基因有關，但糖尿病或肥胖不只是單一基因異常就可以造成的。我們稱這種疾病為「多因子」（multifactorial），因為有許多不同的因素——基因或環境——導致這種疾病發生。

那麼POTS呢？**被診斷出POTS的患者主要是白人青少年**，不過其他種族背景的青少年中，也有人被診斷出POTS。而且有少數罹患POTS的青少年，其父母或兄弟姐妹在年輕時也有類似的症狀。這些特徵意味著POTS或許有遺傳因素（至少某些人是如此），但不太可能只有這個原因。

**●家族史：**

大多數的醫生在評估患者的時候，都會詢問其家人的健康狀況。根據我自己的經驗，罹患POTS的青少年當中，其近親有慢性疲勞或頭暈問題者約占一五%。這也許是因為親屬有共同的基因，或者，有些家庭因為特定的實體環境或行為，使他們更容易得到POTS。

荷蘭有一群研究人員評估了患有慢性疲勞的青少女，發現她們與母親有著類似的症狀與健康狀態（但與父親不像）。其中一個解釋是，「疲勞基因」位於粒線體內，因此只會遺傳自母親。有趣的是，根據這份研究，母親在外工作的時數越長，青少年子女就越不疲勞——或許這個問題跟基因比較無關，主要受疲倦的母親所造成的心理或行為影響。研究人員表示：「母親與子女共同的症候群，源自於遺傳脆弱性與環境因素的交互作用。」

## ●兒茶酚胺基因：

兒茶酚胺是與血流密切相關的神經衝動傳導物質，例如腎上腺素與正腎上腺素。

（編註：兒茶酚胺是具有兒茶酚核的胺類化合物的統稱，最重要的兒茶酚胺是腎上腺素、正腎上腺素和多巴胺，均是從苯丙氨酸和酪氨酸合成。）

有一種非常罕見的疾病與兒茶酚胺有關，名稱叫做「多巴胺乙型羥化酶缺乏症」（dopamine beta-hydroxylase deficiency）。罹患此病的人因為九號染色體突變而無法製造酶，也就無法將多巴胺分解成正腎上腺素。我只看過兩個罹患此病的患者。缺乏這種酶會導致嚴重的不耐久站，一般都是從嬰兒期開始，然後在青少年與成年時惡化。

有位女孩罹患此病，她的父母告訴我，他們覺得她只是笨手笨腳，因為她學走路時一直摔跤。後來他們才發現，她跌跤是因為她的頭太暈了。

多巴胺乙型羥化酶缺乏症看起來可能有點像POTS。但全世界大概只有十幾個人罹患此病，而且它無法解釋大多數的POTS案例。

田納西州的研究人員，已經研究過正腎上腺素轉運體（編註：轉運體又稱載體蛋白，是參與離子、小分子或高分子跨越生物膜進行運輸的一類蛋白質）基因，以及一些其他基因。有少數POTS患者，上述這些基因確實突變了，但這些基因似乎不是許多人罹患POTS的元凶。

明尼蘇達州也有人檢查了成年POTS患者的一系列基因。這些基因都不會提高罹患POTS的風險，但**有些涉及兒茶酚胺受體與轉運體的基因變異，會影響POTS患者站立時心跳加快的程度。**

## ●一言難盡：

所以說，我的確懷疑POTS有一部分是先天遺傳。但POTS不太可能是某一個特定基因造成的。就基因而言，或許POTS比較像糖尿病，而比較不像鐮刀型紅血球疾病（編註：後者很明確知道是特定基因出問題，前者則非如此）。**讓人容易得到POTS的基因或許有好幾個，但跟大多數患者都有關的基因，我們目前找到的並不多。**

最有可能的情況是，有好幾個遺傳因素結合在一起，提高一個人得到POTS的風險，而且還有其他遺傳風險因素，會影響一個人對於POTS的反應。正如某位智者說的：「一言難盡。」隨著科學持續進步，我們也必須探索其他可能造成POTS的因素。

## 感染真的會造成POTS嗎？

人在被感染的時候確實會感到疲倦。有些感染，像是人類皰疹病毒第四型（Epstein-Barr virus）引起的單核白血球增多症，會導致患者疲倦好幾天。我曾經被病人傳染A型肝炎（這讓我學到教訓，更注意勤洗手！），結果疲倦了將近十個月。慢性疲勞與POTS可能是感染造成的嗎？

許多患有POTS的青少年都注意到，他們的**疲勞與頭暈，始於因感染而生病時，或者康復期間**。起初受到的感染，通常是單核白血球增多症或流感病毒（H1N1病毒尤其麻煩）；我也看過有人在罹患萊姆病等諸多北美傳染病後，接著得了POTS。而在澳洲，被立克次體（一種細菌）感染的人也可能受慢性疲勞所苦；我還在新幾內亞看過一位男孩，他在罹患瘧疾後得到POTS；我也在非洲看過，有人在罹患布氏桿菌病與血吸蟲病後得到POTS。

不不不，上述這些疾病你不必全部弄懂！重點在於，POTS往往與感染同時發生，或始於感染後，而且感染哪一種病毒似乎沒那麼重要。著涼之類的輕微感染，通常不會導致POTS；但在一個地區造成疾病與發燒的感染，也可能會在該地區導致POTS。

所以，感染真的會造成POTS嗎？

受感染後得到POTS的患者之中，幾乎所有人都是在感染結束很久後，才診斷出POTS。事實上，他們的身體已經產生健康的抗體，保護他們不會再受到同樣的感染。**沒有任何跡象顯示感染與POTS直接相關，反倒像是感染觸發身體得到POTS，但POTS不一定是感染直接造成的。**

難道是有不同類型的感染藏在體內，才讓POTS持續存在嗎？

有些被人類免疫缺陷病毒（HIV）感染的人，確實會慢性疲勞，但幸好我還沒看過有人同時得到POTS與HIV。那麼，難不成是有其他長期的病毒感染，會產生POTS的症狀嗎？

過去二十年間，研究人員已研究過慢性疲勞的潛在病毒成因。有人認為胃裡的腸病毒、發源於猴子的病毒以及$\gamma$反轉錄病毒（gammaretrovirus），或許是人類慢性疲勞的元凶。但更謹慎的研究已表明沒有這種證據，而且我們尚未發現任何感染，會直接造成青少年慢性疲勞。

假如我們發現某一種病毒或傳染性因子就是POTS與慢性疲勞的元凶，那就太棒了。然而到目前為止，這種可能性越來越低。即使常見的感染可能觸發POTS，但沒有證據顯示，可治療的感染會使人因為POTS而久病不癒。

## 免疫系統異常，是因還是果？

有證據顯示，「感染」與「罹患POTS」之間有很強的連結。所以有可能是感染觸發了某種免疫反應，然後這種免疫反應才是POTS的元凶——這會是真的嗎？科學是很複雜的。但正如我自己的小孩，如今的年輕人比父母更早學習醫學知識，他們學的東西，在我念醫學院時幾乎沒看過。

當人體被病菌感染時，免疫系統就會轉為「攻擊模式」來回應。攻擊的第一階段是發射「子彈」——抗體來使病菌癱瘓。製造抗體的就是B細胞。攻擊的第二階段則是「俘虜敵軍」，也就是清理與消除被逮到的病菌。這部分主要由T細胞負責。

這段過程中，擔任「支援小組」的細胞會製造細胞激素，這種化學物質讓身體準備好回應入侵，同時妨礙入侵者前進。細胞激素包括腫瘤壞死因子－$\alpha$、干擾素－$\gamma$、以及諸多有編號的介白素。（編註：腫瘤壞死因子－$\alpha$的主要作用是調節免疫細胞，擁有強大的抗病毒效果。干擾素－$\gamma$具有抗病毒、免疫調節及抗腫瘤特性。介白素又稱白細胞介素，主要作用在免疫細胞分化與激活，可以促進發炎或消炎。）研究已經顯示，患有慢性疲勞的青少年，**抗炎性細胞激素增加，但促炎性細胞激素減少。這意味著慢性疲勞者的身體，正在試著減緩發炎的情況。**

科學家除了研究青少年，也評估過患有慢性疲勞的成人。許多疲倦的成人，自然殺手T細胞（natural killer T-cell，簡稱NKT細胞，是一種特殊的T細胞）都異常的少。這再度顯示，疲倦之人用來對抗感染的系統也很「疲倦」或缺乏活力。可惜的是，就算透過刺激讓自然殺手T細胞增加，也無法改變這些人疲勞的程度。

當人體受到刺激、要對抗入侵的病菌之際，偶爾除了製造專門對付這群入侵者的抗體，還會製造別的抗體。有時候，其中某些抗體其實會攻擊人體健康的部位，而不只是攻擊入侵的病菌。**身體自己對抗自己，我們稱之為「自體免疫」**，自體免疫性疾病包括狼瘡與兒童特發性關節炎等慢性疾病。

根據某些關於POTS成年患者的早期研究，約有一〇％的受試者，血液中漂浮著對抗自律神經受體的抗體。這似乎充分支持了這個理論：感染可能造成異常的免疫反應，使身體開始攻擊自己的神經受體，進而造成POTS。可惜的是，這頂多是極少數患者的情況而已。

超過九〇％的POTS患者，體內找不到對抗神經受體的抗體。而且無論這些對抗受體的抗體是否存在，POTS患者所經歷的症狀看起來都一樣。所以我們不清楚，這些抗體是否真的對多數POTS患者造成問題。

有少數POTS患者的自體抗體過多，不過只要給這些患者抗炎性治療（例如靜脈注射免疫球蛋白），他們抗體減少的同時，症狀就有可能減輕、甚至消失。

哇！我們要怎麼整合上述這些資訊啊？

顯然，慢性疲勞患者的免疫系統有些異常。但我們**不知道是這些異常造成了疲勞，還是疲勞造成了異常**——這是「先有雞還是先有蛋」的老問題。而且到目前為止並沒有證據顯示，只要治療免疫系統的不規律，就能改善疲倦者的症狀。被診斷出POTS的人當中，僅少數有異常的抗體，而這些人裡頭，對於抗免疫治療（編註：免疫抑制療法）有反應的人又更少。

從這些免疫知識學到的最大教訓，就是我們必須讓科學持續進步。即使抗免疫治療目前無法幫助許多POTS患者，但未來的研究或許能找出更好的療法。

## 失用與POTS，兩者不是絕對

還記得蘇斯博士（Dr. Seuss）筆下那隻偷走聖誕節的「鬼靈精」（Grinch）嗎？鬼靈

精的心胸「比一般人小兩號」，壞到想阻止聖誕節到來。不過到最後，他沒能搶走小孩過聖誕節的樂趣，而且他的心胸也因為參加社區慶典而變得開闊。（編註：蘇斯博士是美國著名作家及漫畫家，以兒童繪本最為出名，而內文所述情節來自其作品《鬼靈精》〔*How the Grinch Stole Christmas!*〕。）

鬼靈精跟POTS有什麼關係？德州有一個龐大的POTS研究團隊，建議POTS應該要稱為「鬼靈精症候群」。因為他們發現，真正的問題在於POTS患者的心變小了。喔，POTS患者並沒有情緒失控或忘記聖誕節的意義，但他們當中有些人的心臟真的比較小——心臟狀況不佳的話就會變小，狀況好就會變大、變壯，因此POTS患者有時狀況不佳，心臟就會變小。

還記得我們在第5章討論的最大攝氧量嗎？那一章我們大部分都在討論肌肉失用。不過真要說的話，心臟也是會失用的。心臟會因為失用而改變大小。

我們在明尼蘇達看過的青少年POTS患者當中，心臟失用的人約有三分之二。但**他們的POTS是失用所致？還是因為POTS讓他們太疲倦、活動量變少，進而變得失用？兩種解釋都有可能是對的。而且對某些人來說，這兩種解釋都正確。**

假如POTS是失用造成的，那麼治療的目的，就只有復原失用的部位。而對某些人來說，只要復原失用的部位，POTS就會好轉。但假如失用僅僅是POTS的部分成因

（或完全不是成因），那麼要康復的話就不能只做復健運動而已。我們的研究還在進行中。雖然看過的POTS患者大多數都是失用的，但我們仍舊不知道到底是先有POTS還是先失用。至於我們另外三分之一的POTS患者，即使得了POTS也沒有失用。

POTS的主要特性，似乎是血液集中在身體的周圍部位，使得循環的血液量減少。血液集中是因為神經控制血管收縮時出現了異常變化。人無論有沒有失用，都可能出現異常血流與POTS這兩者的生物學證據。

所以人只要失用，看起來可能就像POTS嗎？是的。

但POTS患者有可能狀況良好嗎？是的，我們看過許多像這樣的病人。

那麼人可能同時受POTS（神經使血流異常）與失用所苦嗎？是的，我們看過的POTS患者大多數都這樣。

## 遺傳、後天還是表觀遺傳？三者都對！

假如POTS只有一個成因，那麼事情會簡單很多。但似乎沒那麼簡單——**POTS確實是許多因素造成的，而且不同的人對於這些重要因素的平衡都不同。**

有些感染後得到POTS的人，其受到免疫系統異常的影響，可能比其他人還嚴重。

在罕見情況下，POTS患者體內會有攻擊自律系統的自體抗體。許多POTS患者陷入失用，但有時候失用是POTS的後果，而非成因。而且還有極少數POTS患者，同時有單一基因缺陷或某些先天的遺傳性疾病。

沒錯，POTS的成因很複雜，但我們不應該感到意外。早在我進醫學院之前，「先天還是後天」的討論就沒有少過……社會想知道一個人的所作所為，是出於他的基因還是經驗。雖然先天與後天似乎一樣重要，但關於哪個比較重要的爭論還是持續不斷。

接著，我們進入了基因革命。我們學會識別與複製基因；我們畫出了整個基因組；我們弄懂基因中的變化如何導致蛋白質的變化，然後又導致行為的變化；我們爭論道德偏好、犯罪行為與體能表現，是基於人的選擇還是遺傳編程。基因似乎就是答案。

與此同時，我們了解到大多數的基因似乎沒什麼功用，它們並沒有編譯任何特定的蛋白質。難道我們的遺傳物質真的有九〇%是多餘的廢物？

並不是！接著我們來到表觀遺傳學（編註：在生物學和特定的遺傳學領域，其研究的是在不改變DNA序列的前提下，透過某些機制引起可遺傳的基因表達，或細胞表現型的變化）的領域。這些「多餘」的遺傳物質，其實是控制系統的一部分，負責管控該表現哪些基因，以及該表現多少。而人生中的經驗（包括感染），會對我們的基因達到表觀遺傳性控制。

當然，我們的基因被編入了某些潛能，但潛能實現的方式，端看我們的表觀遺傳性控制，如何被人生經驗與環境給更改。

更有趣的是，我們現在已經學到，有些疾病並不只是取決於基因、或基因上的表觀遺傳性影響。有些疾病、甚至我們免疫力的某些部分，都會因為腸內的病菌型態而變化。我們的腸內住了好幾兆個細菌。細菌的型態，也就是「微生物群系」（microbiome），會隨著年紀、地理來源、膳食攝取量與使用抗生素而改變。

我們已經知道，POTS可能同時與遺傳和表觀遺傳的情況有關。或許有一天，我們甚至會學到，POTS有一部分是飲食或腸內的病菌引起的。

科學真是既迷人又令人興奮！不過我們不能枯等新研究來弄懂所有事情，現在該來討論我們實際上怎麼評估POTS患者了（終於！）。然後，我們就能聊點開心的事——康復！

第四部

# 完全康復？當然有可能！

# 第10章 如果你親自來找我，我會這樣幫助你

讓我們切入實務面吧。但願替你看病的基層醫療醫生，可以發現你的慢性疲勞，進而找到原因並修正，這樣你就不必千里求名醫。但假如事情不順利呢？假如你得了慢性疲勞、然後跑來找我，會發生什麼事？

我希望所有讀到這本書的人都不必來找我；我希望不必勞駕你跑來明尼蘇達州羅徹斯特市，你就能夠找到資源並康復。但我還是會告訴你，假如你跑來找我的話，可能會發生什麼事，然後你就能想出辦法得到自己需要的東西，而不必浪費許多時間旅行到美國中西部偏北。

我接下來告訴你的事情只是舉例，但我希望無論你身在何處，都能又快又有效率的解決問題。

## 在你抵達之前……

如果你真的認為自己必須來找我或我同事，我們的團隊在幫你預約之前，會試著稍微了解一下你的情況，傾聽你與你家人的描述，並且審視你的病歷。如果我們認為自己能提供其他人無法提供的醫療，就會量身安排你在梅約診所的行程。

然後你可能需要等候。很不湊巧，世界上有很多疲倦的青少年，他們當中許多人都跑來梅約診所尋求醫療。遺憾的是，有些人必須等一年以上才能預約。我們的團隊正在成長中，並且努力減少等候時間。但是比減少等候時間更好的是——你不必來這裡也能夠好轉。或許這本書能幫到你！

## 歡迎你前來！我們聽你說

在我們見面之前，你應該會有許多其他的想法與感受。假如你是冬天前來，應該會覺得非常冷，而且你很快就會知道我們的市中心地段，為什麼設計成能夠步行往返於購物中心、旅館與梅約診所，甚至不必走到室外。

假如你是從山區來的，明尼蘇達州南部的平坦地形應該會令你印象深刻。假如你是從市區來的，你會感覺自己走進了《草原上的小木屋》（*Little House on the Prairie*）的場景——小鎮被農地環繞，還有風景優美的湖泊與河流。（這裡附近甚至有一間小屋成了古蹟，《草原上的小木屋》的作者蘿拉・英格斯・懷德〔Laura Ingalls Wilder〕曾經住在這個地方。）

當你來到梅約診所，你會以為自己走進高級旅館的大廳，開闊的區域、大理石地板與樓梯映入眼簾。你會看見遊客在聞名世界的玻璃吹製吊燈前面自拍，聽到義工用大鋼琴即興演出。你會停下腳步、目瞪口呆，然後脫口而出：「哇！」

我看過有人因為束手無策而來到梅約診所；他們極度渴望協助。當他們走進這個寬敞、裝飾華麗的設施，就會開始放鬆，並明白自己將被認真看待，也感受到親切的關懷之情。他們甚至還沒上樓找我，就開始感受到康復的希望。所以請你沉浸在這種氣氛裡，與大廳內的友善義工聊聊天、欣賞風景，感受自己康復與痊癒的潛力。

接下來，你會來到兒童中心大廳。沒錯，就算你是青壯年，你還是能在對兒童友善的等候室中，享受森林的景致。

一位臨床助理將會邀請你進入一間單人病房，而你或許能從這間病房看到小鎮與周圍的鄉間景致。你甚至可能看到游隼停在外頭的窗臺上。臨床助理會檢查你的身高、體重、血壓與脈搏，隨後審視你目前的用藥。

接著，我或我的同事就會來看你了。歡迎你！我們會慢慢來，聽你親口述說自己的故事，也會請你父母補充旁觀角度的看法。我們會仔細看遍你的症狀、與你之前接受過的醫療，並且聆聽你的往事與家族史等詳情。如果你想要的話，看診的過程中父母可以一直陪在你身邊，但我們希望至少留一些時間聽你親口說。

然後，你就要換上不怎麼好看的長袍，接受身體檢查。我們可能會花個幾分鐘，從幾個不同的部位檢查你的脈搏。這整段評估過程，並不會讓你感到疼痛或不舒服。

等你與我們分享完你的故事，並且讓我們檢查身體之後，你會再度穿上衣服。你的父母會加入我們，討論初期的感想與計畫。另外，我們會討論還有哪些檢查與專科諮詢，可能有所幫助，讓你為康復做好萬全準備。而後，你會拿到一張印刷的行程表，再照著它跑流程。

## 檢查與諮詢全餐

由於你身上可能有許多尚未解答的問題，因此需要花個幾天把事情弄清楚。以下是你可能要做的一些檢查。

**●驗血與驗尿：**

我們可能會驗血與驗尿，確定其他疾病並非根本原因，像是缺鐵、缺維生素D、貧血、甲狀腺疾病、腎臟問題、肝臟問題、發炎或荷爾蒙失衡。

假如你的臉有時會異常泛紅（潮紅），我們可能要驗尿，以排除肥大細胞活化障礙的可能性（編註：肥大細胞是連接神經系統和免疫系統的橋梁，活化後可以釋放炎症因子並召集免疫細胞，若罹患肥大細胞活化障礙，就會讓身體免疫系統失靈、造成過敏）。假如我們認為你是因為自體免疫抗體而造成POTS，我們可能會抽血尋找這些抗體。

假如你的症狀在年紀很小的時候就出現了、或者你的血壓異常飆高，我們就會檢查兒茶酚胺、變腎上腺素（編註：腎上腺素的代謝產物）等化學物質，確定沒有其他會被誤認為POTS的失衡問題。有些兒茶酚胺檢查可以在特別的內分泌實驗室進行，他們會分別抽取你躺下與站立時的血液樣本；至於其他血液檢查，應該會在「森林風」大廳附近的某地點進行。

假如我們擔心你的鹽分攝取不足，我們甚至會蒐集二十四小時內的尿液，看看你排出多少鈉。（對啦，假如你那天去逛購物中心，就要隨身帶著「尿壺」，這樣你才不會忘記蒐集尿液。）

但是驗血與驗尿可能無法提供最終解答，所以我們還得做其他檢查。

**●自律功能檢查：**

我們很有可能會想更清楚掌握，你的自律神經系統的實際運作情形。你會往下走幾層樓，穿過一條走廊前往自律功能實驗室。你可能在那裡花個一小時，進行自律功能檢查的三個項目。

首先，我們會在你身上貼一些刺刺的膠布，**觀察你的汗腺神經如何回應刺激**。這些表面的汗腺神經，可以作為其他自律神經的代表，提供寶貴的資訊。我們看過的青少年POTS患者中，汗腺神經的反應出現異常者占一五％。在少數情況下，我們會進行體溫調節排汗測試，將你置於華氏一〇〇．四度（約攝氏三十八度）的環境中，而且身上塗了會因汗水變色的粉末，這樣就能看見體內各神經區域的排汗模式。

再來，你會做一些呼吸運動，我們則在此時測量你的脈搏與血壓，了解它們如何適應胸內壓力的變化。

最後，你會躺下來休息，而我們會**監控你的脈搏與血壓**。當你穩定且平靜下來的時候，我們會把病床傾斜至七十度角。你將放鬆個十分鐘，讓我們監控你。假如你在傾斜時差點昏倒，我們就必須縮短檢查的時間。昏倒雖然是很罕見的情況，但還是有可能發生。這些**關於自律功能的資訊非常重要**，因為我們必須整合自己的見解，藉此判斷你是否真的罹患POTS、以及你的神經系統做了什麼。

※審定註：皮膚電位檢查（觀察汗腺如何回應刺激）與監測脈搏血壓，的確可以作為自律神經功能的評估方式之一。然而由於容易產生誤差，目前國際上最常使用的自律神經檢測方法為HRV檢測，觀察心率變異（heart rate variability）中的高低頻比較。

**●運動檢查：**

我們知道心臟失用與青少年的POTS彼此相關，因此可能也會進行心肺運動功能檢查。我們採取的方法是請你原地踩腳踏車。在這間特殊的運動實驗室中，你會跟循環監測器、呼吸監測器「勾搭」在一起，然後踩著阻力會變化的健身腳踏車。這樣能幫助我們發現任何呼吸方面的限制，並且觀察你的身體是否下意識在硬撐，以至於你的呼吸異常急促。我們會**確定你的最大攝氧量，觀察你的心臟與肌肉的實際情況**。

**●其他檢查：**

除了上述這些血液、尿液、自律功能與運動檢查，我們還有可能替你做心電圖檢查，確定你的心律正常，以及做胸部X光檢查，排除其他心肺方面的問題。而且為了釐清你的疲勞有其他哪些特點，我們會進行任何與之相關的檢查。

或許你只要做完上述這些事情，我們就能替你指點迷津了。但我們還是很有可能找人助陣。

這倒不是說，你必須把與我共事的兩千位醫師全看一遍，不過我們可能會請你去看幾位同事，以協助我們發現所有相關問題，並想出一切有幫助的治療。

假如你有異常的頭痛，我們會請你去看神經科；假如你的肌肉或關節有腫痛的地方（而不「只」是痛而已），那可能要看風溼科；假如你上廁所有困難或肚子痛，可能要看腸胃科或泌尿科，或者兩個都看。

假如疼痛令你虛弱，我們會請你去看麻醉科醫師（專攻疼痛管理），以及復健科醫師（專攻復健醫學）；我們可能也會請你去看心理師——我們不是覺得你心理不健康，而是給你更多手段，幫助你從令人沮喪的狀態康復。如果你還有其他症狀與擔憂，我們也會請其他專科醫師參與治療。

說不定我們根本不用做這麼多檢查。你的情況或許沒那麼難懂。但無論要做哪些測試或諮詢，我們都要花上幾天的時間。有些疲勞的病人覺得這段過程很累；有些人則是動起來走完這個過程，然後發現這樣才能真正康復；還有些人甚至在大廳交到新朋友，因為他們發現其他青少年也面臨類似的挑戰。

## STEPS五計畫，帶你一步步康復

假如你的初步檢查結果顯示你患有POTS，我們就會替你安排時間，去見其中一位護理教育家。我們甚至會邀你加入其他病人與家長，一起學習POTS的相關知識與康復過程。

你會拿到一些書面的資訊，可能還會看一支短片。這些資訊都會讓你對POTS產生實際概念，並且知道怎麼在康復期間繼續成長。

我們會介紹一套治療計畫給你，叫做「STEPS」。（當然，如果你讀過這本書的話，就不需要介紹了！）之所以這樣命名，用意在提醒你，當你得到POTS時，你在康復之路上務必一次只走一步（step），慢慢向前進。你的正常生活被高山一般的障礙阻撓，這我們能夠體會，但我們也相信你可以一次走一步，慢慢爬過這些高山。

STEPS計畫的五個字母分別代表什麼意思？

- 第一個「S」是提醒你要**攝取更多鹽分**（salt）。血液系統鬆弛無力之際，鹽分可以協助維持其內部流暢，以增加血量，即使有些血液集中在腿部，也能維持足夠的血流。

- 「T」是告訴你要**攝取**（take in）**大量液體**。我們建議POTS患者要喝下大量液體，結果他們的尿液通常看起來都清澈如水。
- 「E」是自POTS康復的關鍵——**運動**（exercise）！運動能夠調節你的心臟與血管。
- 「P」是**處方藥**（prescription medications），對於許多（應該說大多數）朝完全康復之路邁進的POTS患者來說非常有益。
- 最後一個「S」有好幾個意思。我們用它提醒你要**上學**（school）、**睡眠充足**（sleep）、並且多加利用**社會與心理方面的支援**（support）。

在這個過程中，你會明白康復是很個人化的事情，亦會得到專屬於你的康復計畫。但你或許必須重設某些事情的優先度，正如下面這位優秀護理師的提醒。

### 護理師的叮嚀

青少年跟父母一樣，都想要成功。我曾經聽別人說過，每個人對於成功的看法都不同。什麼是成功？你相信成功嗎？你相信你能夠成功嗎？

我們看診時與許多疲倦的青少年談過，他們通常都為了多用功一點而犧牲睡眠，希望得到或維持最好的成績。但同樣身為「拚過頭」一族的我，經常在懷疑一件事：到底要用功到什麼程度才算夠？熬夜念書真的比每天睡足九小時（可以減少疲勞與「硬撐」的感覺）更能獲得好成績嗎？

充足的睡眠讓大腦像電腦一樣重開機，大腦會因此更有效率。這個平衡很難掌握，也有人質疑我沒有意識到，好成績對現今的青少年有多麼重要。但我親眼見證過成功兼顧的青少年。他們願意維持正常作息，晚上睡足我們建議的時間，而且還能平衡學業並與朋友同樂。所以這是能夠辦到的事情，卻同樣是康復過程中非常困難的環節。

我也見證過成績曾經名列前茅的青少年，因為累垮了，而無法出門、上學或打工。我還聽過青少年覺得自己「卡住了」，因為當他在處理一個問題（獲得好成績）的時候，還有另一個問題（因為累垮而無法上大學或打工）擋住了路途。能夠藉由動腦獲得好成績固然很棒，但假如身體的其他部位沒有動到、進而造成失衡的話，真的算成功嗎？

——凱

## 評估結束後的探訪

經歷過這些日子的檢查與評估後，我自己或我的同事（小兒科醫師、專科護理師）會去看你。雖然你可能已經聽過一些檢查結果與建議了，但這時候還是有必要把所有事情整合起來。

我們會徹底審閱你所有檢查結果的細節。對於你正常運作的身體部位，我們表示恭喜，同時會彙整異常的狀況。這種量身打造的知識，將會形成專屬於你的康復計畫，帶你踏上康復之路。你不必以眼淚或擁抱向我們致謝——但有許多病人被疲勞折磨了這麼多年後，發現不但有人理解自己的痛苦，還替他們訂了康復計畫，這種如釋重負的感覺，確實令他們喜極而泣。而且他們真的會擁抱我們表示感激。

所以現在你已經「神遊」過我工作的地方，還跟我見過面了。既然你都「神遊」過了（而且正在讀這本書），你應該能在家裡附近找到同樣有效的評估與醫療，省去長途旅行的麻煩。所以我們繼續進行下一步——詳細討論康復的步驟。

# 第11章 怎麼吃、怎麼穿、怎麼動，你會更快復原？

恭喜你讀到這裡了！假如你跳過前面所有章節、從這裡讀起，我很欣賞你亟欲康復的熱忱。但假如你是從頭讀到這裡，我會更欣賞你！你跟世界上其他讀者一樣，已經充分了解慢性疲勞與POTS。關於身體與POTS相互關係的知識，已經使你知道必須做什麼事情才能康復。而且既然你知道來找我之後會發生什麼事，你等於已經得知康復計畫的關鍵重點。

但上述這些都不夠。現在我們得將知識與樂觀的熱忱，化為實體行動。我們必須為你的身體打下穩固的基礎，這樣你的身體才能準備好康復。

無論青少年罹患的是慢性疲勞、不耐久站的自律神經失調或POTS（或者全部都有），治療計畫都很類似。事實上，這些疾病的治療內容大部分都是相同的，只有藥物不一樣。

## 建立團隊，讓他人協助你爬起來

我們必須設置適當的環境來促進康復。

「美國夢」通常被視為努力工作並達成偉大事業的機會，有可能自力更生並且脫貧致富。但是，POTS患者反而要學習一句非洲諺語：「孩子需要全村一起照顧。」（It takes a village.）

疲倦的青少年深知那種失去一切的感覺。然而我們不該要求他們只靠自己痊癒，這需要團隊才能辦到。我們無法一個人爬起來，我們需要協助，以蓋大樓為例，就是在尚未完工的大樓旁邊設置鷹架，提供結構與支撐；或者以剛種下的樹苗為例，通常必須用束帶與木樁支撐，直到它生長到足夠強韌，得以自己挺立。

同理，POTS患者也需要鷹架，亦即一個團隊，支持他們並建構其康復的過程。我們不該跟他們說：「你就面對它啊！」

沒錯，POTS患者必須花費心力才能康復，但他們也需要團隊協助。你會邀請誰加入你的團隊，與你合作邁向康復呢？人選的重點在於，要包含真心把你的需求擺第一的人，正如我們常在梅約診所說的：「病人的需求擺第一。」

● **家人：**

父母與其他家人通常都很重要。患者的所有家人都必須學習 POTS 的知識，以及如何康復。每個家人都可以為康復提供一臂之力。

近期的研究已評估過青少年 POTS 患者與其父母的互動。研究結果顯示，父母越鼓勵患者正常活動、越理性看待此疾病，患者就越有活力、越能維持正常生活；假如父母越「寶貝」患者（鼓勵他休息，並因為他不想動而格外呵護他），患者越可能持續處於失能的狀態——家人把生病的後果看得越嚴重（過度憂慮），POTS 患者就越掙扎。

雖然父母的不當態度與行為並不會造成 POTS，但父母的正面態度與行為卻能促進康復。**你的團隊需要「啦啦隊長」鼓勵你積極行動，而不是需要「撒嬌對象」使你舒服到放棄堅持、動都不想動。**

● **教職員：**

我們也必須將教職員納入康復團隊。我經常請教已痊癒的 POTS 患者，他們認為哪些事情是康復的關鍵？最常聽到的答案是「運動、運動、運動」與「去上學」。即使患者很疲倦，有些事情做不來，還是要有人鼓勵他多活動、而且每天去上學。我們建議你善用學校的自習室。

此外，在你努力改善健康的時候，最好也別上進階先修課程（advanced placement，編註：在美國和加拿大等國的高中裡，由美國大學理事會〔College Board〕贊助和授權的大學先修課程）與資優班。這兩者的壓力與家庭作業都特別多，容易使病情更惡化。

## 蘿拉父母的自述

我們與高中教職員有過兩次大型會談，並且每週互動一次。其中一次大型會談是我們還在尋求診斷的時候，另一次則是我們確定蘿拉得到POTS之後。蘿拉念的是規模很大（學生超過兩千個）、而且非常多元的公立高中。這兩次會談都是蘿拉負責的。我們請她事前設定好議程，並由她主持會談。出席會談的人包括她的諮詢顧問（也是校方對我們的聯絡人）、老師、校內的心理師與護理師。

我們讓蘿拉決定她希望分享哪些資訊。蘿拉分享了POTS的相關文獻，以及從初期症狀到得出診斷結果，這好幾個月來的心路歷程，詳述她與POTS搏鬥時的掙扎，並提出具體方法，讓教職員能夠幫助她克服難關。她的老師提到，梅約診所的POTS資訊手冊很有幫助。老師們輪流自由發問，但他們不是在噓寒問暖，而是宛如工作會議一般、開誠布公的討論事情。至於身為父母的我們，只有在必要時才會插話。

會談的收穫在於，蘿拉覺得自己在學校時可以找到這些人，而且他們都具備能夠支持她的知識。雖然他們可以隨時聯絡我們，但直接跟蘿拉溝通當然最好。蘿拉視自己為「負責人」，教職員也意識到當有需要，他們可以直接跟她討論，而我們只會在少數場合介入。這種做法給予蘿拉極大的權限，並且使她成為康復之路的主導者，我們則沿途支持著她。

● **基層醫療醫師：**

該找醫生加入嗎？是的，在醫學層面，POTS患者應該要有一位基層醫療醫師（或專科護理師）來引導康復。這位醫師不但要了解POTS，還要持續更新POTS的資訊，並謹慎考量治療的調整，以促進患者康復。**專家可以協助提供藥物方面的細節，並且管控患者除了POTS之外的各種相關疾病。**

而許多POTS患者覺得，見多識廣的專科護理師或護理教育家對自己非常有幫助；我有幾位病人康復之後還回來吸收新知——而且找護理師的次數比找我還多！話雖如此，你的團隊中的關鍵醫療成員，通常仍是基層醫療醫師，因為他才能替你統合醫療新知。

● **心理健康照護人員：**

大多數POTS患者都是逐漸康復的，而康復過程中的起起伏伏，可能會把患者折騰到非常洩氣。運動賽事的隊伍會請心理師替他們加油打氣，幫助他們奪冠；同理，POTS患者只要定期與心理師或其他治療師聯絡，通常也能受益良多。假如患者在康復過程有焦慮或憂鬱等問題，心理健康照護人員也能給予協助。

就算沒有出現心理問題，大多數POTS患者還是能夠得益於談話療法，像是認知行為治療（CBT）。CBT可以幫助POTS患者應付症狀，最後克服症狀，其協助慢性疲勞患者的成效亦經過證實。

事實上，若要治癒POTS，**結合運動、規律的校園活動和CBT，遠比藥物重要。**

● **其他照護夥伴：**

除了家人、教職員、醫師、護理師與心理健康照護人員，許多患者也將物理治療師或人生教練（也可能兩者皆有）納入團隊，並獲得莫大的幫助。物理治療師可協助擬定運動計畫的細節，而人生教練可協助設定目標與解決問題。

然而這些人士最大的作用，是擔任成熟的「良師益友」，**以非家人的立場來提供激勵與鼓勵，幫助青少年POTS患者遵守康復計畫。**

## 護理師的叮嚀

自律神經失調對於青少年來說，可能是非常孤獨的體驗。青少年POTS患者不但覺得自己被症狀搞得很慘，而且因為沒去上學（生病或是去醫院做檢查），他們通常會覺得自己被社交圈給拋下了。因為這樣，青少年往往會訴諸網路，尋找跟他有類似症狀的人。

經常有人請我們推薦互助團體。雖然從有類似症狀經驗的同儕那裡取暖，絕對是有益的，但我會警告病人，唯有會彼此鼓勵康復的互助團體才有幫助。團體只要能夠交換運動的訣竅、增加水分的方法，或是慶祝自己的成就，那麼它在這段艱困的日子裡，可說是病患盼望已久的一劑強心針。然而病患還是要小心，確保團體內的動態不會轉變成負面的，這樣就無法鼓勵康復了。

我告訴病患，假如那個團體變成「唱哀俱樂部」，那他們就要趕緊離開。倒不如請理解你病情的朋友陪伴你，這樣會好很多，但前提是你們的友情並非來自於同病相憐。

——金妮

## 蘿拉父母的自述

許多日子以來，我們勸蘿拉運動，勸到最後變成嘮叨魔人。她筋疲力盡，最不想聽到我們勸她去散步或上健身房。

後來我們在健身房找到一位名叫夏哈達（Shahadah）的個人訓練師，願意與蘿拉合作。蘿拉與這位訓練師分享POTS文獻，以及梅約診所的物理治療指南。訓練師研究過POTS之後，擬定了一份計畫來與蘿拉合作。

有訓練師陪同的最大好處是，運動的時候會有目標，而且鍛鍊身體變成每週的例行公事，這樣不但滿足了運動需求，本質上也算是一種社交活動。

蘿拉與訓練師會一起設定短期與長期目標：短期目標可能是在一段時間內反覆從事某項特定運動，或者計畫要在下一週從事強度更高的運動；長期目標則可能是六個月內跑五公里。蘿拉在人生許多方面，都一直採取目標導向的態度，因此她與這位訓練師搭配得很完美。

蘿拉的個人訓練師非常有才華，而且下定決心要影響蘿拉的人生。她的要求很高，也很有幽默感。除了生理健康，夏哈達也大幅影響了蘿拉的心理健康。

## 蘿拉父母的自述

蘿拉剛開始覺得不舒服、並且不去上學的時候，她的朋友會打電話、或是來家裡問候她。然而，由於尋求診斷的過程拖太久，蘿拉待在家裡的時間也越來越長，所以她與朋友的聯繫快速減少。我們試著跟蘿拉解釋，她的朋友並沒有惡意，他們只是繼續過生活而已，如果蘿拉沒生病的話也是這樣過。我們非常努力讓蘿拉待在學校，這樣她才能持續與朋友聯繫。有句話說「眼不見，心不念」（Out of sight, out of mind），表示不見蹤影就會被忘記，對青少年而言尤其如此。

偶爾在晚上邀請朋友來家裡看電影，對蘿拉來說是個不必太費力就能保持聯繫的好方法。從客廳傳來的陣陣大笑，在我們耳裡就像悅耳的音樂。但稍微提醒一下：安排這類活動務必控制時間。如果你沒請這些女孩回家，她們是不會走的。後來，蘿拉很順口就能說出：「來我家看電影吧！但我十點就要睡了喔！」

我們覺得蘿拉在康復期間學到寶貴的一課。即使你在臉書上有上百名好友，大多只是泛泛之交；當日子變難過的時候，你需要的只是一、兩個好朋友。其中一位好友特別挺蘿拉，支持著她一起度過 POTS，這位好友並沒有放棄蘿拉。

● **支援系統：**

《獨行俠》（*The Lone Ranger*）是我童年時期的舊電視劇。但現在獨行俠可沒辦法克服POTS以及其他眾多問題，只有團隊才可以。所以你從POTS康復計畫的初期就要建立一個支援團隊，以促進實踐你的康復計畫。

● **朋友：**

當然，你的團隊必須納入好友。

我們也必須篩選資訊來源。儘管能跟你做朋友的人，應該都是好朋友，但有時善意的朋友會給我們糟糕的建議，要小心！

### 蘿拉的自述

如果我沒有超棒的支援系統，恐怕就無法從POTS康復了。我身旁都是了解我狀況的人，他們幫助我成為最好的自己。

我的爸媽真的很棒。在康復的路上，每一步他們都鼓勵著我，而且沒有把我當成生病的小孩看待。在特別辛苦的日子裡，我爸媽會提議陪我上健身房，這樣我就不會孤單。他們總是很正向，就算我過了很糟糕的一天，我們家還是充滿了樂觀的氣氛。

我也有一位個人訓練師，幫助我重新站起來。起初運動對我來說非常困難，但正因為有她陪伴，我鍛鍊身體的時候總是笑聲不斷。我們會為這一週設定目標，而她會準備一些特定的鍛鍊方式，讓我在沒有她陪伴的時候，也能一直照著運動計畫來做。多虧了她，我在不到一年之內，從連走路都有困難，變成可以跑五公里！

我還有一位很棒的小提琴老師，她知道我的診斷結果，並且支持我度過整段康復過程。我很喜歡小提琴課，因為我會忘記身體的感覺，然後單純的沉浸在音樂裡。

我的身旁也有一群很棒的朋友陪伴我，支持我度過這段時間。他們不在乎我有POTS，在我上學的時候一直逗我笑。對我而言最重要的就是——我的支援系統非常正向。他們不會時時刻刻都跑來噓寒問暖，或因為我有POTS而可憐我。對他們來說，我就只是個普通的青少年。

## 蘿拉的父母

有人問我們，為什麼認為蘿拉能從POTS康復？我們會指出這些年來有個維持不變的目標。至於我們的重點，可以總結成我們的口號：「保持聯繫。」

POTS會使人非常孤獨。為了將孤獨感維持在最低點，我們決定盡力讓她生活中的貴人待在她身邊，也就是那些關心她、且能支持其康復過程的人。對蘿拉來說，這包含了她生活中各方面的人們。當時我們認為這種態度就是保持聯繫，但就事後看來，這種態度其實也讓我們的女兒，有一種控制與建構的感覺。

即使她的POTS很失控，她的世界中還是存在一些持續且重要的人際關係。這些人幫助蘿拉設定長期與短期目標，並幫助她心情愉快。他們是很堅強的人，並對蘿拉抱持很高的期待。他們會鼓勵她，並給她希望。

【媽媽這樣說】

我經常提到蘿拉還是青少女的時候，我們兩個花了許多時間相處。老實說，大多數的青少女與母親，都不覺得有必要相處這麼長的時間。蘿拉的生活中有其他人存在，等於讓她可以離開我們好好放鬆一下，這是她非常需要的。我們很高與蘿拉身旁有其他人陪伴。

POTS患者一家人有很長的路要走，所以你的康復團隊中如果有其他真正支持你的人，那就太棒了。

## 盡可能使血量足夠維持循環

POTS引起的主要問題是，**鬆弛的血管在姿勢改變時不夠緊縮，使得血流減少**。既然我們無法完全修正血管肌肉的收縮，我們的治療重點就是讓血管充滿血液，這樣就算血管鬆弛到好像不夠滿一樣，血量也足夠維持循環。還記得STEPS的S（鹽分）和T（攝取大量液體）嗎？

換言之，我們無法立刻治癒POTS，也無法替換那些控制神經的複雜細節，但可以補救POTS造成的異常——我們能夠把血管充滿，這樣就算有太多血液集中於腿部與腹部，也還是有足夠的血量來循環。

增加血量並不會治癒POTS，但它會維持血液流動，而且還能減少疲勞、頭暈與其他POTS的症狀。

所以，我們要怎麼增加血量？

**●飲用更多液體：**

最好且最安全的方法，就是喝更多液體。那麼我們要喝多少液體？要**喝到足以全力維持最大血量**。當我們的腎臟（假設我們的腎臟正常運作，沒有其他問題）不必保留額外的液體時，就表示喝夠了。至於要怎麼知道這件事？我們有許多方式可以檢查自己的排尿量與尿液的密度。

不過更簡單的判斷方法是：假如我們喝夠液體的話，尿液會是清澈且無色的，就像水一樣；假如我們的尿液是黃色的，這就表示我們的腎臟正在試著保留液體，以支持我們的血量。我們的目標是**讓尿液變清澈**。大多數人只要每天攝取三至四公升的液體，尿液就會清澈。一公升約三十三盎司重。

（編註：人一天所需的水分會取決於幾個因素，如年齡、性別、飲食習慣、活動量、生活方式及居住地氣候等，每個人所需水分不同，不一定都要攝取到三至四公升；可用體重〔公斤〕乘以三十c.c.來粗略估計，再視排汗量來增加攝取量。）

那麼靜脈輸液呢？靜脈的液體（尤其是生理食鹽水這種有鹽分的液體）迅速增加，感覺還滿劇烈變化的——但這樣做的效果，等同於**飲用同樣分量的運動飲料**。主張利用靜脈輸液來應對POTS的醫生（不是我），建議患者每週一到兩次、每次輸入一公升；這樣做等同於每週一到兩次、每次喝一公升運動飲料。靜脈輸液相形之下麻煩許多，因此沒什麼太大的幫助，而且靜脈輸液是有醫療風險的。我看過POTS患者被輸液管感染，或因為輸液而造成血栓危及生命，所以我不推薦這種做法。

你一定會說：「但假如我喝更多液體，就會跑更多次廁所。」沒錯！所以光是增加液體攝取量是不夠的。

### ●提高鹽分：

你也必須增加鹽分攝取量。由於你的身體會試著維持鹽分的平衡，所以假如你**吃了更多鹽，你的身體就會保留更多液體，包括你的血管中**。只要增加鹽分攝取量，你就能保留自己多喝的水分，如此一來，你的血量將會增加。

那麼要攝取多少鹽分？簡單來說，**POTS患者只要味蕾能夠忍受，就要盡可能多吃鹽**。有些POTS患者自然而然就這樣做了，好似他們的身體已經知道自己需要更多鹽。有一位住在農場且患有POTS的女孩，承認自己在穀倉照顧小牛的時候舔過鹽塊，她的身體知道自己想要什麼！至於其他POTS患者，則必須逐漸增加鹽分攝取量，讓味蕾與胃部慢慢適應。

假如我們想在醫學上確定鹽分攝取量是否充足，就要測量排鈉量。我們的做法是收集患者二十四小時內的所有尿液，假如一整天尿鈉值達一百七十毫克當量（mEq，編註：表示某物質和一毫克氫的化學活性或化合力相當的量），那就表示他攝取的鹽分充足；如果沒有，就要增加鹽分攝取量。

那麼要吃什麼鹽呢？因為重點在於鈉，所以**任何種類的鹽都可以**，包括一般的食鹽。沒必要吃海鹽或是同時吃好幾種鹽。

POTS患者該在什麼時候吃鹽？其實隨時都行。許多人覺得早上醒來之後，來一杯無糖、含鹽的運動飲料是最省事的——甚至可以在下床前搞定。（你可以在前一晚把飲料放在床邊。）

另外，在食物中添加鹽，並選擇高鹽分的食物，只要飲食能維持正常體重，POTS患者就能享用加鹽蘇打餅、椒鹽卷餅、爆米花、堅果與醃菜。

運動飲料可以用來增加鹽分攝取量，而且味道也不差，但喝太多含糖飲料可能會傷害牙齒，以及造成體重過重。所以重點應該在於每天多喝純水。含咖啡因的食物與飲料應盡量避免，因為咖啡因會刺激自律神經，使它焦慮與不規律。

那麼鹽錠呢？當然也OK，但我比較「崇尚自然」，只會請病人直接多吃鹽。真要吃鹽錠的話，標準的運動補品（每顆約含兩百五十毫克的鹽）一天可吃三到四顆。

只有在極罕見的情況下，POTS患者會攝取太多鹽。早上眼瞼腫起來，或許就是鹽分攝取量過多的症狀。如果發生這種事，患者就必須稍微減少鹽分攝取量。

一旦POTS的症狀已完全消失數年，鹽分攝取量就可以減少了。增加鹽分攝取量可幫助POTS患者將血量提升至最大，但依此類推，沒有POTS的人若是鹽分攝取過多，就會讓循環系統不堪負荷，並造成高血壓。

## 穿彈性襪有幫助嗎？

另一種增加血量的物理方法，就是穿彈性襪——穿到膝蓋或甚至大腿上半部。**彈性襪可幫助擠壓血管，以避免腫脹，並且讓血液重回循環。**許多POTS患者覺得彈性襪很不舒服或太緊，但有些人認為它能有效避免血液集中。

如果要穿彈性襪，請選擇壓力介於十五至三十毫米汞柱（mmHg。按：醫療用彈性襪可分為四級，據臺中榮民總醫院「彈性襪使用須知」，第一級到第四級的壓力值分別是十八～二十毫米汞柱、二十一～三十毫米汞柱、三十一～四十毫米汞柱、大於四十毫米汞柱）之間的。

所以照著STEPS來治療POTS的人，應該要在味蕾可容忍的限度內盡量多吃鹽，並且多喝液體讓尿液清澈如水，藉此增加血量。許多人發現只要做出這些改變（再加上運動），就足以克服POTS造成的虛弱。

## 別完全相信神經訊息，再累還是要運動

還記得我之前說過，病人自POTS康復之後指出的重點嗎？他們說康復的關鍵之一就是「運動、運動、運動」。你想擺脫POTS嗎？那就運動吧！

體能活動與運動，能夠真正幫助我們的自律神經系統，重新學會怎麼讓血液正常流動。如果要治癒POTS，運動就是關鍵。液體、鹽分與藥物固然能協助改善我們的康復過程，但運動才能真正幫助我們好轉。

當你讀到這裡，肯定會覺得無比憂鬱。「我都這麼累了，是要怎麼運動？我不是故意想躺著、什麼事都不做，我的身體就是無法運動！」

我聽見你的心聲。我相信你，也了解你。

但我也知道，你有一些神經被搞迷糊了，無法適當管控血流；還有其他神經也被搞迷糊，讓你覺得自己累到無法運動——**既然神經被搞迷糊了，我們就不能盡信它們傳達的**

**訊息！**

從太空回來的太空人，相對來說比較輕鬆點，他們只要花個幾天，便能逐漸回到正常運動。POTS患者就比較辛苦，要花好幾個月才能讓神經系統好轉。而且POTS經常使人暴露於勞動後倦怠的風險中，運動會使POTS患者感覺更累，所以務必要規畫持續運動的習慣，並逐漸增加強度。

## ◎做什麼運動最好？

總有一天，我們會詳細回答這個問題。但直到更多研究完成為止，我們只能就自己的知識，建議自己認為最好的運動。有氧運動很重要。這種運動會「用到心臟」。我們用任何姿勢運動都能恢復身體的狀況，但站立的運動或許最有效，它能幫助身體學會於直立時，反抗重力來循環血液。

如果必要的話，你可以從游泳或斜躺自行車開始做起，然後逐漸換成站立的運動，像是快步走、騎腳踏車（健身腳踏車或一般的戶外腳踏車皆可），或使用滑步機。假如你喜歡慢跑，等身體逐漸變好之後，也可以換成慢跑。

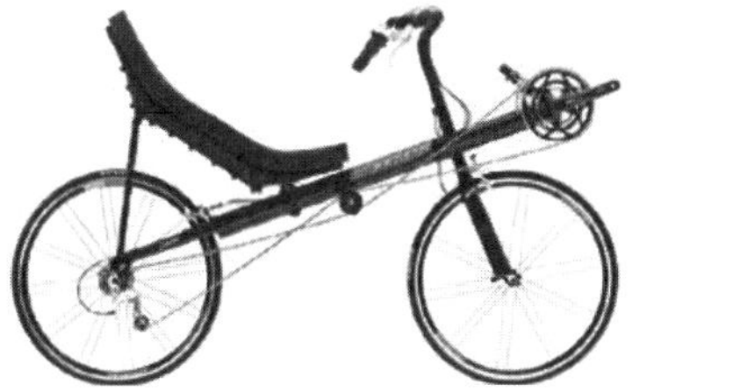

© By Jeffssmith1, CC BY-SA 3.0

▲ 斜躺自行車（圖片來源：維基百科）。

## 蘿拉的自述

運動是我康復的關鍵。它感覺就像難以達成的目標——我都累到不行了，是要怎麼運動？幸好我請了個人訓練師，她幫了我很大的忙。一開始我不知道該怎麼朝氣十足的運動，所以有人每天督促我鍛鍊身體，真的很有幫助。有些日子你會覺得自己根本無法運動，但不管怎樣，動就對了。在特別糟糕的日子裡，當我不知道該怎麼在學校撐過一整天、運動與寫完作業，我會想像我在睡前為自己感到驕傲的樣子，因為我知道我已經達成目標。接著我會一整天都抱持這種心情，督促自己度過每一分鐘。

從POTS康復的重點在於：你不會一夕之間康復。你不可能只運動一天，就像變魔術一般好起來。所以我的想法是，假如我不管怎樣都會覺得不舒服，那我就要做一些幫助我向前邁進的事情。所以就算你感覺糟透了，還是要去上學。

你可能會覺得：「都沒有人懂我。假如他們知道我有多麼不舒服，就會知道我今天為什麼不能上學。」我懂，全世界患有POTS的小孩也都懂，但這不表示你必須請假。因為長期下來，窩在沙發上看網飛（Netflix）然後自怨自艾，並不會幫助你康復。就我的經驗，你不舒服的時候最好在學校有朋友陪著，總好過你一個人窩在沙發上。就算身體跟你作對，你也要督促自己找點事做，因為總有一天，事情感覺就沒這麼難了，起床與上學不再是艱難的挑戰。你會好轉的。

我都隨身帶著一瓶水，把補充水分當作自己的工作。我告訴老師，補充水分是我康復的關鍵，並且希望老師准許我能夠隨時跑去上廁所。我上學時必帶的點心是超鹹的爆米花——鹽越多越好！早上起床之前，我會喝一瓶開特力運動飲料（Gatorade），而且在上學之前先做深蹲與二頭肌彎舉。這樣能幫助我保持清醒，並做好準備征服這一天。

## ◎有氧運動的強度要多高？

我們不該做得太過頭，但強度還是要足夠才會有效。有些人喜歡設定一個目標心率來調整強度（通常是兩百二十減去你的年齡，然後乘以〇．七；以青少年來說，平均約為一百四十五）。

問題在於，POTS患者的心率根本不值得參考——有些人只是站著不動就達到目標心率了！所以我通常會建議病人，**運動時的強度只要讓自己呼吸比平常快一點就好**，但不必太快。他們**應該要流汗，而且還能勉強跟別人交談**。活動的速度會隨著身體狀況而加快，但目標仍是讓呼吸比平常快一點。

## ◎你應該多常運動？

最重要的是定期運動。我建議一週運動六到七天。大多數POTS患者早上會比較疲倦，而且在睡前運動的話很難入睡，所以**對於POTS患者來說，傍晚通常是每日有氧運動的好時機**。

## ◎你應該運動多久？

終極目標應該是**每天連續運動三十分鐘**（每週六到七次），但你還是理性一點吧！一開始稍微動一下就好，之後再慢慢增加時間。我有些病人虛弱到要花一到兩週才能下床，不過普遍來說，一開始通常都至少能撐個五分鐘。接著，運動的持續時間可以每四天增加一至兩分鐘，照這種增加率，你只要一到兩個月就能成功達到三十分鐘的目標。

假如你在開始運動之後，隔天感到疲憊不堪，你可能是運動太久了。**你一開始的運動時間，不該讓你隔天早上比平常還累**。假如你一開始就做太多運動，結果隔天無法下床或上學，你就知道自己做太多了！

## ◎假如你生病呢？

要是你感冒或是得了其他疾病，POTS的症狀就會增加。不過正因為身體被疾病拖累，所以更需要運動。但假如你發燒的話，可以先別運動；如果沒發燒，最好抱病運動。

**「運動是從POTS康復的關鍵。」**請定期復誦這句口號，每天實踐它。運動吧！每天（好吧，一週至少六天）站著做有氧運動，就是從POTS康復的關鍵。但不只如此而已，除了每天排時間運動之外，還有其他方法可以活動、照護你的身體，有助於減少POTS的症狀。

### ●附加的體能活動：

盡量再空出另外半小時，進行附加的體能活動。它可以是例行公事，或者有趣的事情——參加學校的體育課、遛狗、投籃、做瑜伽、練武術或做力量訓練（Strength training，編註：和強調負重的重量訓練相似，不過力量訓練涵蓋範圍更廣，只要能藉由訓練物體產生的阻力〔如負重、水中阻力、彈性等〕來收縮肌肉，都算力量訓練）。

到最後，每天的活動時間加起來要至少一小時，但你應該循序漸進，直到每天達到半小時有氧運動、再加半小時其他活動。

力量訓練是很重要的活動，每週應該要做三次，但不連續。你可以請你的物理治療師為你擬定計畫，也可以在當地的體育館僱用個人訓練師一、兩個時段，請他替你擬定力量訓練計畫。

## ●晨間肌肉鍛鍊：

還有一種運動也能讓你舒服一點——你被 POTS 拖累的身體，在早上起床準備動身的時候最疲倦，不過許多青少年 POTS 患者發現，起床後先做一些大肌肉運動（編註：大致涉及全身肌肉的活動）是有幫助的。儘管這樣並不會治癒任何疾病，但擠壓肌肉會讓血管推動血液循環。

每天早上你可以花兩分鐘，反覆做一些大肌肉運動，**目標是讓血液流動，而不是要把肌肉練壯。**

你可以從二頭肌彎舉開始做起——手上握著二到五磅（編註：約〇．九到二．三公斤）重的東西，然後在手肘處繃緊手臂，將手朝肩膀抬高，兩隻手臂各做二十次。接著你可以做深蹲——屈膝下蹲再站起來，重複二十次左右。如果深蹲再站起來會讓你頭暈，也能改成腳尖站立（踮起腳尖再放下）或踢腿（坐著踢，記得在襪子裡放個幾磅重的東西，然後襪子要覆蓋腳踝）。

● **大量睡眠：**

與此同時，運動必須搭配充足的睡眠。

POTS患者大多睡不好，而選擇安靜的夜間環境會有幫助。另外，應避免攝取咖啡因；科技產品應於睡前一小時關機；起床時間要事先計畫好，據此調整就寢時間，讓你在醒來之前能有充足的睡眠（青少年每晚最好睡八．五至九小時），且應避免午睡。嚴謹的睡眠習慣能夠改善睡眠的質與量。

## 試著自己起身，點亮隧道終點的光

POTS患者的治療有許多層面。我一開始就說過「需要一整個團隊」。本章的主題是治療，而在結尾前我要提醒大家：我們得幫助自己保持積極的態度；若想康復，就必須每天做一些困難且不舒服的苦差事。我們在整段過程中都一定要鼓勵自己。

我所看過的POTS患者，他們最喜歡的一句話是：「當你無法看見隧道終點的光，請起身走到那裡，自己把燈點亮。」有時POTS會令人非常挫折。我們不可能總是精神抖擻，但我們還是必須持續前進。別自怨自艾了，邁向康復吧！

我們該怎麼幫助自己保持積極？每天鼓勵自己會很有幫助——但你得是真心的。我們應該找出自己成功的地方（比方說，就算身體不舒服，也還是照著治療計畫去做）。我們不該抱怨過程，而是要慶賀自己往好的方向走。我們應該持續把眼光放在終點，並且明白這一件事——幾乎所有青少年POTS患者，最後都會完全康復。我們也應該設定合理的目標，並容許自己的體能限制；還有，替活動設定優先順序，善用有限的體力，才能完成最重要的事情。

## 去上學

POTS患者促進身體康復的最佳方式之一，就是去上學。對於病情很嚴重的人來說，這非常困難，但還是非做不可。學校的實體活動與組織，能夠大力協助身體恢復體能，進而刺激自律神經系統康復。

就算你在學校累到無法思考太多事情，實際參與學校活動還是很重要，因為這樣能幫助身體康復。學科大可等到回家之後再「趕進度」。為了身體好，我同意一位前POTS病患給我的建議，他請我鼓勵目前的病患：「去上學。無論你想不想，去上學就對了！」

## 療癒心態，別被身體感受拖垮

北美與歐洲的研究與經驗顯示，認知行為治療（CBT，談話療法）對於促進慢性疲勞患者的身體功能，以及促進慢性疲勞與POTS患者的康復，都非常有效。受過CBT訓練的心理師，可以傳授技巧給患者，就算自律神經系統「不聽使喚」，患者也能重新集中精神。

生物回饋訓練能幫助一個人學會如何控制身體的自律功能，像是體溫調節與心率。腹式呼吸法有助於重整相關的神經，以解決噁心與嘔吐的問題。思維訓練則有助於養成正向且促進恢復與健康的思考習慣。

我甚至重新訓練了我的身體，使我慢跑時能夠真正享受逆風上坡的感覺……我說服自己，我的膝蓋在上坡時比下坡輕鬆，而且吹風也比較能保持涼爽——這兩件事都是真的，而且專注於這兩件事實，能夠幫助我繼續跑下去，否則我就會一直想著：「我好可憐！熱死人了，而且跑上坡好辛苦！」結果更難繼續往前跑。我看過進食問題非常嚴重的POTS患者，必須插管灌食；但認知行為治療讓他們在短短幾週內就不必插管，能夠正常進食。

而且，我們應該與別人保持聯繫。罹患POTS的青少年有數百萬個，幾乎所有人最後都康復了。研究已經證明，POTS在青少年時期發作的人，絕大多數都有好的結果。對於能夠鼓勵我們前進的人，我們理應與他們保持聯繫，並遠離那些會拖垮我們的人。**我們應該專注於生活正常運作，盡量別去注意我們身體的感受。**

POTS本身已經夠糟了，但假如毫無作為、不配合治療，那只會更悲慘。在康復之路上，我們必須一步接一步，持續向前邁進。

## 蘿拉父母的自述

身為家人，我們努力讓生活盡可能正向。只要蘿拉很辛苦的去看醫生或做檢查，我們往往會在看完醫生之後去「城市市場」（City Market）吃午餐，而她會享用一大碗起司通心麵。去看醫生的途中，蘿拉通常會說她感覺還OK，因為她知道一切都結束後，就可以吃到起司通心麵。

最近我與朋友去逛城市市場，隨後我傳給蘿拉一張照片，再加上一個愛心符號。這證明了一件事：即使她遇到再艱困的日子，都帶有一些正向且滿懷希望的時刻。

我們努力讓生活盡量維持正常，也還是會去度假、看電影。我們盡可能讓生活過得順遂，不要失去目標。當蘿拉當天過得不順時，我們家會再三重覆這兩句話：「離開臉書」與「過好自己的生活就好」。

蘿拉從來沒逛過POTS患者的網站。她知道她擁有哪些東西，也知道自己需要做哪些事情才能向前邁進。她必須專注於自己的康復，不能老是拿自己與同樣的病人做比較。這就是遠離自怨自艾的方法之一。

懂了嗎？無論你罹患自律神經失調、不耐久站還是POTS，只要你改變液體與鹽分的攝取量、定期運動、留意生活作息、採用認知行為治療，最後都能夠康復。但有時候（尤其是對青少年POTS患者來說），只要你做到了一切能夠促進康復的事情，藥物也有幫助。所以，請繼續讀下去，下一章有很多關於POTS患者用藥的詳細資訊。

# 第12章 可能有幫助的藥物治療

藥物無法治癒ＰＯＴＳ，時間與運動才是ＰＯＴＳ的解藥。ＰＯＴＳ患者只要累積血量、睡眠充足、日常作息規律，並且利用認知行為治療來強化心理層面，他們的身體功能就會變好。那麼藥物有什麼好處？

請記住，運動是關鍵，增加液體與鹽分攝取量也是必要的。儘管藥物的重要性低於液體、鹽分與運動，但是大多數ＰＯＴＳ患者只要採取了前述方法，藥物就能夠幫到他們。**藥物有點像車子的方向盤——它能幫助你朝向正確方向，卻無法使你前進，除非你已經在動了（運動），而且加滿油（攝取大量液體與鹽分）**。

對於ＰＯＴＳ患者來說，藥物的主要用處是繃緊血管與腸道周圍的肌肉，進而增加流動。增加流動的主要化學方法有三種：將神經傳導物質導向 $\beta$ 受體、$\alpha$ 受體與血清素受體。檢視過這些方法之後，我還會提到其他曾經用過的藥物。

## 乙型阻斷劑，最能減緩症狀的藥物

血管肌肉如果要適當運作，就要靠神經脈衝指示它何時該收縮或舒張。「收縮」的訊息會啟動血管肌肉細胞上的α受體，而「舒張」的訊息會啟動β受體。

許多成人會服用乙型阻斷劑來治療心臟病與高血壓。這些藥物會降低心率，並且讓血管不至於太放鬆。乙型阻斷劑之所以能幫助POTS患者，也是基於同樣道理——避免血管肌肉過度放鬆並改善血流。**實務上來說，乙型阻斷劑是POTS患者覺得最能減緩症狀的藥物。**

乙型阻斷劑有好幾種，效果與副作用也各有不同。

我個人認為，美托洛爾（Metoprolol）是最適合POTS患者的乙型阻斷劑。我開的處方是一般型，因為長效型對POTS症狀的效果似乎不好。我給青少年的處方通常是每天服用兩次，一次二十五毫克（mg）；第一劑可以在早上下床前十五至二十分鐘服用，而第二劑於午餐時服用。有些病人傍晚需要多服用一劑、或是加大劑量。對成人來說，普萘洛爾（Propranolol）就算低劑量也對POTS很有效。但有些青少年在服用普萘洛爾後會過於疲勞。阿替洛爾（Atenolol）與納多洛爾（Nadolol）則是其他效果不錯的口服乙型阻斷劑。

每一劑乙型阻斷劑的效用為四到八小時，所以不必增減劑量。但乙型阻斷劑的效果短期內不一定看得出來，所以應嘗試服用至少一個月，若無效再放棄。

**蘿拉的自述**

當我接受診斷後，醫生開給我乙型阻斷劑，而我整個康復過程都受到它幫助。有了乙型阻斷劑，我的心跳就不會加快太多，整天下來感覺舒服多了。

理論上，乙型阻斷劑會讓氣喘惡化，但實務上這種問題很罕見。儘管如此，假如同時患有氣喘與POTS的人服用乙型阻斷劑，就務必要監控氣喘症狀，並且視情況改變乙型阻斷劑的使用方式。

「肥大細胞活化障礙」是很罕見的疾病，但它可能看起來很像POTS，或是把POTS搞得更複雜。而且肥大細胞活化障礙的患者，可能會因為乙型阻斷劑而使病情惡化。假如某人似乎患有POTS，但在接受乙型阻斷劑治療時明顯惡化，尤其是不時出現臉部潮紅的時候，我會考慮幫他驗尿，檢查N-甲基轉移酶、白三烯與前列腺素等物質，以排除肥大細胞活化障礙的可能性。

（編註：N-甲基轉移酶是涉及到組織胺代謝的其中一種酶，組織胺存在於肥大細胞內，在調節過敏與發炎上扮演很重要的角色。白三烯是與過敏性反應有關的生物活性物質，主要作用是引起氣管平滑肌收縮，同時增加微血管通透性。前列腺素有很多作用，其一是使血管擴張，增加微血管的通透性，所以發炎的地方看起來會紅腫。）

## 邁妥林，副作用是高血壓

除了阻擋「舒張」的訊息，我們也可以使用邁妥林（Midodrine）**增強「收縮」訊息**。這種藥物通常每天使用三次，一開始每劑二．五毫克，接下來每一或兩週增加二．五毫克，直到每天口服三次、每次最多五毫克（如有必要，甚至可增加至十毫克）。

有些人負責調節體溫的**皮膚神經，會受到邁妥林過度刺激**，因此我們一開始給病患的劑量很少，之後再慢慢增加。通常這種雞皮疙瘩爬滿全身的感覺，會在一到兩天後消散，然後就可以增加劑量。但假如皮膚感覺很不舒服，那就該減少劑量。（有一位病人跟我說他很喜歡這種副作用，感覺就像有人一直按摩他的頭皮。）

邁妥林的另一個潛在副作用，就是當那個人躺下的時候，血流會增加太多，這會造成**頭痛**。所以躺下後四小時內不能服用邁妥林（也就是說，避免在晚上服用），而且在躺下時邁妥林可能造成**高血壓**。

當然，藥物劑量應由負責該名病患的醫生，針對病患個人來調整。我提供的一般劑量指南僅供參考，並不是在指正哪位醫生的開藥習慣。有些醫生喜歡開更多邁妥林——每天服用四到六次。但我不認為這樣有效。

## 血清素，常用來治療憂鬱症

許多人聽過血清素這個大腦化學物質，因為它通常跟憂鬱症有關。血清素有個重要的功能，就是在神經細胞之間傳遞訊號。增加血清素水準、並改善神經交流的藥物，稱為「選擇性血清素回收抑制劑」（selective serotonin reuptake inhibitor，簡稱 SSRI），經常用來治療憂鬱症。

但比較少人知道的是，**腸道也會製造血清素，而且產量甚至比大腦還要多**。服用 SSRI 有助於緩和 POTS 患者的腸內流動，也能緩和血流至一定程度。假如 POTS 患者有許多腸胃問題，而且光服用美托洛爾和邁妥林也無法完全改善，我通常就會將 SSRI 加進治療之中。

不管哪一種SSRI都可以用，但**西酞普蘭**（Citalopram）對於青少年慢性腹痛患者的效果，有人提供了有用的研究，所以我的SSRI首選通常是西酞普蘭，劑量基本上與治療憂鬱症相同。SSRI通常於睡前服用，因為它們有時會讓人想睡覺；但有些人服用SSRI後睡意反而降低，因此他們選擇早上服用。

另一種相關的藥物形式，為「血清素與正腎上腺素回收抑制劑」（serotonin and norepinephrine reuptake inhibitor，簡稱SNRI）。正腎上腺素與血清素一樣是「化學信使」，協助神經細胞交流。但使用SNRI代替SSRI，對於POTS患者來說並無太大的差別。雖然關於青少年POTS患者藥物治療的研究不多，但我們知道「度洛西汀」（Duloxetine）這種SNRI，能夠幫助緩和成人纖維肌痛患者的疼痛。

當然，SSRI與其他藥物都應該謹慎使用。在罕見情況下，憂鬱症患者會覺得自己服藥後重獲力量（但還是沒有緩和憂鬱），因此當他憂鬱症發作時，就有足夠的力量採取行動，結果卻自殺了。至於服用SSRI的POTS患者是否有此風險，則尚未明朗。

## 其他治療POTS的藥物

其他能協助緩和POTS症狀的藥物如下。

**●富能錠（Fludrocortisone）：**

這種藥物與類固醇有關，它會**誘使腎臟保留更多液體與鹽分**，而這正是POTS患者想要的效果。副作用並不常見，但據說有患者出現危險的鹽分失衡。我個人喜歡勸病人喝大量液體、吃大量的鹽，如此一來，就不必服用富能錠。不過許多治療POTS的醫生很喜歡開富能錠。

**●康立來膜衣錠（Ivabradine）：**

這種藥物已經在歐洲使用了好幾年，多半是用來治療心臟失能的成人，但也有用來治療低血壓者。歐洲越來越多醫生用它來治療青少年POTS患者，尤其是心跳太快的。康立來膜衣錠或許非常有效，但用來治療兒童與青少年時，是否能兼顧安全與效果，目前仍缺乏資料佐證。

**●興奮劑：**

罕見情況下，治療注意力不足的興奮劑（例如派醋甲酯〔Methylphenidate〕與苯丙胺〔Amphetamine，編註：即安非他命〕）會用來幫助POTS患者，使他們的思緒更敏捷。但目前沒人好好研究過它們拿來治療POTS會怎麼樣。

莫待芬寧（Modafinil）是一種溫和的興奮劑，長途貨車司機與夜班員工會服用它，幫助自己在夜晚保持清醒。這種藥很貴，但偶爾會有醫生說它能減緩POTS患者的疲勞。我幾乎沒開過這些興奮劑給POTS患者，但有些醫生會。

● **美定隆糖衣錠：**

這種藥物可以用在許多不同的神經系統疾病。研究指出，它對於某些成人POTS患者很有效。我只將它用於少數患有POTS的青少年，但它似乎能幫助到某些因此病而出現嚴重腸胃與膀胱問題的人。

● **紅血球生成素：**

這是一種腎臟化學物質，會刺激血量增加、以及製造紅血球。有些醫生已經主張要開紅血球生成素給POTS患者，但我沒有使用它的經驗，所以不推薦。

● **止汗劑：**

對於POTS患者來說，過度出汗不只是生理問題，也會影響社交。此時醫生可嘗試開立止汗劑。我有幾位病人發現口服的「格利咯特」（Glycopyrrolate）還滿有幫助的。但在POTS的背景下，並沒有足夠的經驗得知這種藥是否值得服用。

## 用來治療相關疾病的藥物

許多POTS患者會同時罹患相關的疾病，像是低鐵質或慢性疼痛。有時候藥物可以協助處理這些問題。

### ● 缺鐵：

我們看過POTS病患中，約半數的人鐵蛋白水準過低，這表示他們缺鐵。我推薦服用鐵質補品，劑量為體重每公斤四至五毫克元素鐵，並且每天將此劑量分成二至三次服用。換算下來大概是每天口服三次，每次六十五毫克的元素鐵（約等於三百二十五毫克的硫酸亞鐵錠的元素鐵含量）。

如果患者有不寧腿症候群，我的目標是讓鐵蛋白水準超過每毫升五十奈克（ng/mL）；如果患者沒有不寧腿症候群，我的目標是將鐵蛋白水準至少提升至每毫升二十奈克。

**鐵質若是與維生素C一起攝取，會比較好吸收。**此外，鐵質有機會造成便祕，所以患者可能要增加液體與纖維的攝取量，甚至吃瀉藥。

●**缺乏維生素D：**

近三分之一的POTS患者**維生素D水準過低，進而引起慢性疼痛**。假如維生素D水準低於每毫升二十奈克，我建議每天吃一次補品——每劑約一千國際單位（IU），如果患者體重較重或維生素D水準實在太低，就要增加劑量。

若鐵蛋白或維生素D水準過低，我會在幾個月的治療後再度驗血，確保我們已經修正了這個問題。接著我會持續進行治療數個月，以免該水準再下降。

●**慢性疼痛：**

許多POTS患者都有慢性疼痛。有時SSRI與SNRI可緩和慢性疼痛。麻醉劑只能短暫緩和疼痛，而且反而會使患者更難真正消除疼痛，因此不能用麻醉劑來治療POTS患者的慢性疼痛。不過受傷或動手術後那幾天，倒是可以使用麻醉劑來緩和。

阿米替林（Amitriptyline）與去甲替林（Nortriptyline）都是老牌的抗憂鬱劑，可用來緩和某些POTS患者的慢性疼痛，用來治療癲癇發作的鎮頑癲（Gabapentin）也有同樣的效果。

**●失眠：**

睡眠對於許多POTS患者來說是很主要的問題。但我不會推薦鎮靜劑給慢性疲勞的患者。鎮靜劑（例如佐沛眠〔Zolpidem〕）我只會開給有時差的旅遊人士，而且他們只在極短期內服用。

有時候，褪黑激素（Melatonin，夜間服用三至五毫克）能夠幫助入睡，而且似乎是安全的。阿米替林也有助於某些POTS患者的睡眠，但可能會影響自律神經檢查的出汗反應。

（編註：在臺灣，衛生署〔今衛福部〕於一九九六年十月十五日公告：「標示含褪黑激素之產品應以藥品管理」，迄今國內並無任何合法取得藥品許可證之產品。不過，與褪黑激素類似的褪黑激素受體促效劑〔Ramelteon，藥品名稱為柔速瑞膜衣錠〕於臺灣合法上市，可經醫師開立處方箋取得。）

**●焦慮症或憂鬱症：**

我之前提過，與POTS有關的神經傳導物質，也與焦慮症和憂鬱症有關（乙型阻斷劑甚至可用來治療表演焦慮症，又稱怯場）。假如POTS患者需要焦慮症或憂鬱症的藥物，可以嘗試服用SSRI，因為它有雙重效果，可以一併治療POTS。

## 邁向康復的路上，記住不要分心

哇！藥物還真多！有些POTS患者不必吃藥也能治療，但許多患者的確需要至少一種乙型阻斷劑（或褪黑激素）。

有些患者會同時服用乙型阻斷劑與邁妥林，少數患者還會服用SSRI，像是西酞普蘭。就我的經驗，需要服用很多種藥物的患者並不常見，但為了妥善服務個別病患，醫生一定要為他們量身訂製療法。

現在，POTS患者有康復的手段了。他們增加液體與鹽分的攝取量，藉此累積血量；他們每天做有氧運動；他們睡眠充足，維持作息規律，所以身體已準備好恢復功能；他們運用自己的心智（加上認知行為治療的幫助），更有效控制與管理身體功能；他們在過程中適當使用藥物——然後他們就康復了！

前述這些有助於康復的事物都很棒，但需要時間。在努力康復的漫漫長路上，好心的朋友（以及網路資源）有可能會使患者分心，無法向前進。所以請記住，就算康復的過程很長、很辛苦，也還是要保持思緒清晰。

## ◎書中出現藥物在臺灣的相關資訊

※ 藥物依書中出現順序排列，資訊參考自衛福部中央健保署、食藥署網站。

※ 因藥商不同，故相同成分名稱後，會有不同的商品名稱。

| 分類 | 成分名稱 | 藥品名稱（部分） | 在臺灣是否為管制藥物 |
|---|---|---|---|
| 乙型阻斷劑 | 美托洛爾（Metoprolol） | 心達樂錠、心壓暢錠、貝他寧錠、得耐舒錠、速暢壓錠、舒壓寧控釋錠 | 否 |
| | 普萘洛爾（Propranolol） | 心保樂錠、心律好錠、心律整錠、心律錠、心康樂錠、心爽錠、心通錠、心樂錠、血脈妥錠、服樂壓錠、治爾心錠、保得樂膜衣錠、律心平膜衣錠、英得來錠、迪適倍錠、降壓錠、恩特來錠、恩得錠、整心律錠、能整脈注射液、健心寧錠、循得路錠、普洛諾錠、整脈錠 | 否 |
| | 阿替洛爾（Atenolol） | 天使寧錠、天諾敏膜衣錠、仰德諾膜衣錠、安保樂美錠、安壓能膜衣錠、安壓能錠、血平佳錠、亞恬膜衣錠、定樂平膜衣錠、易定諾膜衣錠、阿利平膜衣錠、脈樂必克膜衣錠、捷降錠、舒壓膜衣錠、愛平諾膜衣錠、瑞娜寧膜衣錠、衛心平膜衣錠、優心膜衣錠、壓平樂膜衣錠、壓平樂膠衣錠、壓得安膜衣錠 | 否 |
| | 納多洛爾（Nadolol） | （目前皆已註銷） | 否 |

（接下頁）

| 分類 | 成分名稱 | | 藥品名稱（部分） | 在臺灣是否為管制藥物 |
|---|---|---|---|---|
| 邁妥林 | 邁妥林（Midodrine） | | 邁妥林錠 | 否 |
| 血清素相關 | 西酞普蘭（Citalopram） | | 立普能膜衣錠、安保喜樂膜衣錠、抑克鬱膜衣錠、抑鬱膜衣錠、抑鬱錠、依普朗膜衣錠、易思坦膜衣錠、易復樂內服液劑、易適普膜衣錠、得緒安膜衣錠、喜樂拍膜衣錠、景普朗膜衣錠、替你憂-S膜衣錠、替你憂錠、舒憂膜衣錠、解憂喜膜衣錠、樂憂平膜衣錠、緩優樂膜衣錠、賽達樂膜衣錠、離憂膜衣錠、釋心憂膜衣錠 | 否 |
| | 度洛西汀（Duloxetine） | | 千憂解、杜憂停膠囊、欣樂膠囊、清憂定膠囊、普憂寧膠囊、萬憂停膠囊、憂必舒膠囊、樂心平膠囊 | 否 |
| 其他緩和POTS症狀之藥物 | 富能錠（Fludrocortisone） | | 富能錠 | 否 |
| | 康立來膜衣錠（Ivabradine） | | 立舒心膜衣錠、康立來膜衣錠 | 否 |
| | 興奮劑 | 派醋甲酯（Methylphenidate） | 安保美喜錠、利他能錠、利長能持續性藥效膠囊、助專長效錠、每思凝長效錠、東可思長效錠、思有得持續性藥效膠囊、專思達長效錠 | 是，為第三級管制藥品 |
| | | 苯丙胺（Amphetamine） | 安非他命 | 是，為第二級管制藥品 |
| | | 莫待芬寧（Modafinil） | 普衛醒錠 | 是，為第四級管制藥品 |

| | | | | |
|---|---|---|---|---|
| | 啶斯狄明（Pyridostigmine） | | 肌立健膜衣錠、美定隆糖衣錠 | 否 |
| | 止汗劑 | 格利咯特（Glycopyrrolate） | 吸補力吸入膠囊、格比平注射劑、格比平錠劑 | 否 |
| 治療相關疾病 | 慢性疲勞 | 阿米替林（Amitriptyline） | 心挺持續性膠囊、平躁錠、得利穩錠、德利能糖衣錠 | 否 |
| | | 去甲替林（Nortriptyline） | （目前皆已註銷） | 否 |
| | | 鎮頑癲（Gabapentin） | 立穩癲膜衣錠、治定膠囊、康平癲膜衣錠、康平癲膠囊、康立定膜衣錠、康立定膠囊、鎮頑癲膜衣錠、鎮頑癲膠囊、釋癲停內服液劑 | 否 |
| | 失眠 | 佐沛眠（Zolpidem） | 伏眠膜衣錠、安眠諾登錠、安得眠膜衣錠、佐平眠膜衣錠、佐易眠膜衣錠、使蒂諾斯膜衣錠、柔拍膜衣錠、柔眠膜衣錠、若平膜衣錠、若定膜衣錠、若得膜衣錠、悠眠膜衣錠、舒立眠膜衣錠、舒快眠長效錠、舒眠諾思膜衣錠、舒夢眠錠、樂必眠膜衣錠、樂眠膜衣錠、諾疲靜膜衣錠、優眠膜衣錠 | 是，為第四級管制藥品 |
| | | 褪黑激素受體促效劑（Ramelteon） | 柔速瑞膜衣錠 | 否 |

製表時間：二〇二一年七月二十二日

# 第13章 大多數的患者都能康復

我希望你照著本書分享的所有內容去做。我知道有些內容很複雜，而且我用了一些很難的字眼。與此同時，我只是個小兒科醫師。我傾向於把事情想簡單，像是我會用「看耳朵的東西」代替檢耳鏡，用「圈圈」代替聽診器，連病人用的字眼都比我難懂。所以我希望本書提到的神經系統知識都淺顯易懂。

我知道我的POTS病患，以及他們的父母，通常都很聰明，而且讀很多書，所以我想引用一篇醫學文章當例子，建議大家持續吸收科學新知。從這篇經典的研究文章中，我們至少可以學到四課……。

克萊兒．麥克德莫特（Clare McDermott）是英格蘭南安普敦的研究人員，她與一支團隊合作，希望能更了解慢性疲勞症候群的患者，並且給予更好的治療。她與團隊發現，逐漸增加運動量、再搭配認知行為治療，是克服慢性疲勞的方法中唯一被證實的。但他們也在尋找可能有幫助的新療法。

還記得我說過，慢性疲勞患者的自然殺手T細胞數量偏少嗎？（見第一四六頁）麥克德莫特團隊試圖增加這些自然殺手細胞的數量，藉此減少疲勞。這很合理，而且之前有報告指出，疲勞的患者假如服用「阿拉伯木聚醣」（Arabinoxylane）這種自然殺手T細胞興奮劑，可能會感覺舒服一點。

所以為了測試這種藥物的價值，麥克德莫特博士與她的同事，對七十一名病患進行了一項隨機、受控制、雙盲的研究（換句話說就是設計得很好的試驗）。讓我們來看看發生了什麼事。

## 第一課：停—看—聽

慢性疾病會引起同情心，大家會想幫忙，而疲倦的青少年（與他們的父母）會收到許多好心的建議。其他人（甚至陌生人）聽到類似的問題，會想要分享有用的資訊。疲倦的青少年也會聽到許多善意的建議，教他們該怎麼做才會好轉。

在朋友、親戚與網路之間，你該怎麼回應這些建議呢？你應該像前述那群英國研究人員一樣，謹慎查證這些事情。聽說有些人使用阿拉伯木聚醣、刺激身體製造自然殺手

T細胞，因而獲得幫助，所以你會合理的認為這種治療也能幫助別人。但這群研究人員並沒有馬上就開阿拉伯木聚醣給病人，而是決定再深入調查。他們把這件事查個清楚，就像古老的諺語所說的，你應該「先看再跳」（look before you leap，編註：即三思而後行）——先把事情查清楚再做。

尤其是醫療干預措施，千萬別太快採用。**沒有藥物是完全安全的，而你必須確定它的好處大於風險。**

假如你用谷歌搜尋「慢性疲勞治療」這個詞，應該會找到約兩百萬個相關網站。你該怎麼選擇要看哪些網站？又該怎麼查證？

如果讓值得信賴的醫療專家（例如醫生）參與此事，他會幫你找到最新的療法。此外，跟有類似問題的人聯繫也很有幫助。如果你聽過某種治療有效，而且似乎有道理，那麼你或許可以查個清楚——閱讀可靠的資源，或者跟願意了解你的醫生談談。

所以麥克德莫特博士與她的團隊，決定調查阿拉伯木聚醣。他們找出三十四位病患，符合慢性疲勞症候群的定義（見第九十七頁，此定義由美國疾病管制與預防中心在一九九〇年代提供）。病患每日服用一劑阿拉伯木聚醣，並且反覆填寫關於他們感受的問卷，研究人員則謹慎的統計分析這些問卷結果。

## 第二課：確定結論可以套用到你身上

你很期待聽到麥克德莫特的研究結果嗎？或許你感覺疲憊不堪，覺得自己比朋友更常被感染。你相信我對於自然殺手T細胞的介紹，並且想知道這種藥物是否對你有效。

但請容我插個話。在告訴你結果之前，我要再幫你上一堂課。現實生活就是如此，**在看結論之前，我們必須確定這份研究適用於我們。**這份研究是在英國做的，該地居民與你的鄉親可能有所不同。至於研究對象，則是平均年齡四十二歲的成人。但是四十幾歲的人對於服裝與音樂的喜好，以及生活作息，可說是幾乎所有事情都與青少年不同。很顯然，適用於四十二歲人士的方法，或許不適用於青少年。

**就算這種藥能幫到跟你父母同年紀的人，它可能幫不到你**；你或許還有POTS……雖然許多慢性疲勞的人有POTS，但這些研究人員並沒有分辨出POTS患者與慢性疲勞患者。

回到正題。

每天服用阿拉伯木聚醣並持續八週的人，身體疲勞分數從十五．五降至十四，身體健康分數更從三七．七改善至四〇．八。這些結果看起來並沒有很神奇，但確實顯示出短短兩個月內，改善程度就達到一〇％。

我有許多病患應該會很開心吧？他們只要每天吃藥、然後持續兩個月，感覺就會舒服一〇％。而且我們知道青少年的恢復力很強，比成人更能夠從慢性疲勞康復，或許這種藥對青少年的效果比較好。我們甚至能夠推斷出資料，認為既然兩個月可以恢復一〇％，那麼照這樣持續加下去，二十個月就能完全康復了。

你準備好嘗試這個新產品了嗎？準備好買藥讓自己的精力提升一〇％了嗎？

## 第三課：安慰劑效應，信者見效

安慰劑，又稱「糖藥丸」（sugar pill），是一種用於研究，但本身沒有任何作用的東西。它被當成研究療法時的對照組。像麥克德莫特團隊如此明智的研究人員，都知道藥物試驗一定要包含安慰劑，作為比較基準。否則，你很難知道這一〇％的症狀改善，真的是藥物的功勞，還是其他因素造成的。

此外我們知道，**無論做什麼研究，服用安慰劑的人裡頭，都有三分之一左右認為自己有好轉，這就叫做「安慰劑效應」**。

因此，麥克德莫特團隊得到了兩個跟安慰劑有關的資訊。

第一，受試者報名參加研究前，要填寫關於自己感受的問卷，接著當他們準備服藥的時候，再填一次（然後研究進行之際又填一次）。研究人員立刻就發現，只要報名參加研究，疲勞分數就會降低一〇%左右。受試者連安慰劑跟實驗藥物都還沒吃。

第二，受試者被分成兩組，其中一組有三十四人，服用實驗藥物——阿拉伯木聚醣；另一組有三十七人，服用安慰劑。受試者是服用藥物抑或安慰劑，採隨機分配，而且受試者與研究人員都不知道誰吃到什麼（直到研究結束才揭曉答案）。結果，服用安慰劑的人，疲勞度降低了一四%，身體健康度改善了一四%。就算治療組與安慰劑組的改善程度沒差很多，安慰劑組看起來也幾乎比治療組良好。這表示阿拉伯木聚醣的效果，並沒有好過假的糖藥丸。

換言之，**某個人接受治療後感覺有好轉，並不代表這種改善是治療的功勞**。有許多與治療同時發生的事情，可能會影響症狀，而且**只要患者相信這種治療有幫助，最後它可能真的會有幫助**。

## 第四課：旁人的支持很重要

為什麼有人在服藥之前就已經開始好轉了？因為他們定期受到專家探視，而專家會傾聽這些受試者描述他們的症狀與感受。他們也處在樂觀的氣氛當中，覺得藥物或許有所幫助。

最後一課就是（這一課或許更適用於父母與醫師）：讓我們來控制治療計畫的特性吧；即使我們不吃安慰劑，也要為病人的醫護建立安慰劑效應。無論我們為治療提供了什麼，都要傾聽慢性疲勞青少年的心聲。他們應該與康復團隊的成員（包括醫生）定期聯絡。傾聽患者，做起來固然簡單，卻真的有幫助。我們應該以真正樂觀的態度提醒他們，因為根據資料顯示，大多數的慢性疲勞青少年（或甚至患有 POTS）都能夠康復。

沒錯，大多數的青少年 POTS 患者都能康復。那麼這個「大多數」有把你算在內嗎？我們下一章就要討論這件事。

# 第14章 就算有症狀存在，仍能正常過日子

慢性疲勞正如其名，真的很「慢」，會持續很長一段時間。

如果你（或你的小孩）有慢性疲勞，你將來會發生什麼事？POTS患者的前景又會是什麼樣子？

誰都不能為任何人準確且斬釘截鐵的預測未來，但會有幾種證據存在，讓我們能夠自信的預期好結果。有些證據來自於經驗，有些則來自真正的科學資料。

在本章中，我們會審視關於慢性疲勞青少年預後（譯註：根據病人當前狀況，來推估未來經過治療後可能的結果）的知識。而且我們發現（「劇透」警告！）——幾乎所有罹患慢性疲勞的青少年，身體功能都能夠好轉，而且大多數的疲倦青少年（甚至包括患有POTS的）最後都康復了，並且邁向成功的人生。

## 未來難以預測，沒有統一標準

但是，為什麼我們很難預測疲倦青少年的治療結果？

有一部分的挑戰之處在於，**每人都是獨一無二的**。有些青少年很疲倦，是因為他們需要更多睡眠、或是更多鐵質，假如他們能夠處理那個造成疲倦的問題，他們就能快速好轉。有些疲倦青少年主要是需要有人協助他管理情緒障礙（像是憂鬱症與焦慮症），他的身體功能就會改善很多。有些人除了慢性疲勞之外，其他檢查結果一切正常，而有些人甚至有POTS……我們知道怎麼治療這些青少年，但需要時間才知道結果。

而且，我們這些講求科學的人，都覺得必須準確追蹤病患的詳情，可是我們追蹤的人數與時間，都不足以真正了解每個人的治療狀況。只有少數POTS研究比較過治療方式，並且追蹤病患超過一週。

我們知道數百、甚至數千名病患的治療狀況，但有些人並沒有與我們保持聯繫、報告治療進度，或是沒被找來進行後續的研究。而且就算我們知道過去一萬名病患的狀況，也還是不知道其中哪位病患，最能夠用來預測目前病患的結果。

因此，我們很難準確預測未來。

## 康復的證據——有機會完全恢復

但我們很清楚病患大致上的後續發展。

就我身為醫師的經驗，我看過許多疲倦的青少年（即使有些找不到特定且容易治療的異常狀況），不但完全康復，還繼續在人生中茁壯成長。所以說，完全康復是絕對有可能的！

不過我也看過一些青少年，必須持續用藥物治療POTS（結果療程比別人還長），還有青少年抱病撐過大學畢業、考進研究所。這些青少年當中，大多數人身體狀況最後都有改善，有些還完全康復了，然而有些則持續折騰了一陣子。但這對你來說有什麼意義？哪些類型的百分比可以用來預測結果？

二〇〇九年，我們用問卷調查了一群有疲勞與頭暈現象的病患。接受乙型阻斷劑治療的POTS患者，全部（一〇〇%）都說他們自從初次看診之後，症狀就已經改善。這非常振奮人心——即使還有些病人沒有回應問卷，我們也無從得知其治療結果。

二〇一二年，有幾位梅約診所的同事，報告了他們追蹤五十八位青壯年（包括少數幾位青少年）長達一年的結果。這些人被診斷出POTS後十二個月，症狀改善了，而且其中有三七%的人，姿勢性心搏過速的程度已經不足以被診斷為POTS。這是第一份關於POTS患者治療結果的公開報告，非常鼓舞人心，因為病患僅僅一年後就有改善，而且有超過三分之一的人不再患有POTS。

幾年後，我們又有新的調查結果，對象為一百七十二位青少年POTS患者，而且他們距離初次被診斷出POTS已過了五年（平均）。將近四分之三的人說他們的健康狀況至少「還不錯」；八六％的人表示他們的症狀已經完全消失，或是有所改善，只會斷斷續續的發作。在這份調查進行時超過十八歲的人，大多數已經在念大學，超過二十三歲的人之中，則有一半已經大學畢業。沒錯，我們累積了數十年的證據，證明罹患POTS的青少年與青壯年都可以康復。

有些POTS患者過於虛弱，我們初次替他們看診的時候，他們幾乎沒去上學，也沒參與一般青少年的活動。於是我們提供他們機會，參加「小兒科疼痛復健中心計畫」（Pediatric Pain Rehabilitation Center Program）的三週康復計畫，這本來就是設計來治療慢性疼痛的青少年。此計畫用到許多認知行為治療、物理治療、職能治療、休閒治療，以及社會支持。

二〇一七年，我們審視了頭一千名經歷三週康復計畫的青少年，他們當中約有兩百人患有POTS。這些病患在計畫進行的三週之間，身體功能大幅改善，而且大多數病患都能夠立刻恢復正常上學。就連被拖累最嚴重的POTS患者，我們都能夠預期他們的身體功能得以康復。

從這些有限卻有用的報告中，我們可以自信的斷定，POTS患者有潛力可以完全康復，有些人甚至在診斷後一年內就康復了。即使是持續與病魔搏鬥的人，身體狀況也有機會改善，就算仍有一些症狀存在，他們還是能夠正常過活。

## 蘿拉的自述

自從我被診斷出POTS後，我回家把STEPS康復計畫實踐到我的日常生活。但是，我在剛上高一的時候感冒了，結果我的POTS迅速惡化。我似乎無法恢復健康，所以需要多一點協助。

那年夏天，我參加了梅約小兒科「疼痛復健中心」（Pain Rehabilitation Center，簡稱PRC）的三週計畫。PRC教我終身受用的健康習慣，藉此協助我學會怎麼應對症狀。在PRC的那段日子裡，我學會怎麼利用藥物、深呼吸與設定目標來與症狀搏鬥。PRC整合了物理治療、職能治療、藝術治療、生物回饋，以及其他各種策略，幫助我控制症狀。

## 蘿拉父母的自述

梅約診所的「疼痛復健中心」（PRC）位於明尼蘇達州羅徹斯特市，他們推出的三週康復計畫，就是蘿拉康復的起點。

在前往PRC之前，我們已經自己跟POTS搏鬥一年了。當蘿拉被診斷出POTS之後，病情雖有所改善，但是又過了幾個月，她的舊疾復發，POTS症狀更是「強勢回歸」，使她無法重回正軌。她好像退回起點一般，睡眠時間再度拉長，也很少去上學。

醫生向我們介紹PRC計畫，並建議我們去一探究竟，當作療程的下一步。在參加計畫前的訪談中，我跟PRC的心理師聊過，她說這個計畫可以把人生還給蘿拉，只是這個人生可能不是她認識的那個。但這個計畫絕對能幫助蘿拉奪回她的人生。

蘿拉一定會跟你說，她在PRC這三週受到非常嚴苛的要求，有些苦功她以前從來沒做過，但努力是值得的。在這項計畫中，蘿拉學會了應對症狀的必要策略，並加以實踐。

身為這個計畫的一分子，我們也學會怎麼支持與養育不舒服的青少年。截至她生病之前，我們養育蘿拉從來沒遇到嚴重的問題。她以前總是很活躍、熱情與忙碌，但現在很虛弱、悲傷、憤怒，而且整天待在家。身為父母，我們不確定應該要正視我們看到的行為？或是裝作沒看見，不讓事情更惡化？這對我們來說是全新的領域，所以我們亟需協助。PRC的家長課程對我們來說是無價的，它幫助我們學會怎麼支持與鼓勵蘿拉。

蘿拉在PRC認識了跟她有相同遭遇的青少年，他們互相扶持，一起走過PRC計畫。他們至今仍是親密的朋友，以及彼此的支持者。身為父母，我們會與其他家長討論，我們養育身體不適的青少年時所遭遇的日常挑戰。

當然，這不代表康復會很容易。有一位POTS病患被主管問說，她的病情這麼嚴重，需要請長假嗎？她拒絕了，因為POTS並沒有像癌症這麼危及性命。很不幸的是，她從POTS康復後又得了癌症，而且跟POTS無關。她再次被主管問說要不要請長假，但她又拒絕了，因為癌症比POTS更好對付！

她發現癌症的症狀還滿好預測的，大概是要做化療與放射治療的時候發作。但是**POTS隨時都在煩她，而且惡化的時機無法預測**——POTS可是很難搞的！（最後她也從癌症康復了。）

但願青少年與其家人讀過本書介紹的概念之後，更能做好應對慢性疲勞的準備，無論其成因為何。

結論
# 因疲倦而虛弱的蘿拉，現在已是醫學院學生

哇！我們一起走過了好長一段路！我們都很擔心疲倦的青少年，因此團結在一起。我們考慮過可能造成疲勞的生活因素（可修正）與疾病（可治療），並花時間了解自律神經系統，也得知如何藉此推導出額外的療法，用來治療姿勢性直立心搏過速症候群。我們在醫學的限制之下彙整了上述所有知識，而且提醒自己，大多數POTS患者確實完全康復了。

所以我們走到哪裡了？但願我們已經在康復之路上向前走了好幾步；但願我們有個團隊能夠支持康復過程；但願我們尋找青少年慢性疲勞的解答時，不只是求助醫生、父母以及其他外界人士，因為有一部分的解答出自患者內心深處，並且必須在可行範圍內下足苦功才行。

你見過因為疲勞而虛弱的蘿拉了，而她已經將自己完全康復的故事分享給你。如今她是一位傑出的醫學院學生。她的父母一定見證過她康復的過程。

## 蘿拉父母的自述

康復的時候，當然會有明顯的跡象。

蘿拉每天都有去上學。她會定期運動，不必我們提醒。到最後她已經有足夠的精力，可以自己開車上下學，以及參加其他各種活動。她開始約朋友出去玩，而不是只約來家裡。她會談論自己的未來，以及她上大學的計畫。她在準備自己的小提琴獨奏會。我們不談她的POTS，因為沒必要整天都在講這件事。她自己應付得來。

不過，最明顯的改善跡象，是她的幽默感回來了。倒不是說她生病之後就毫無幽默感，而是跟生病之前相比，說笑的次數少了很多。蘿拉能夠從一些小事情找到幽默感，而且這些事情本來會讓她很絕望。

這裡就講個故事吧……。

當時蘿拉在念高三，準備要參加畢業舞會。她非常期待這個活動，因為自從上高二之後，這是她第一次參加高中舞會。她的洋裝需要修改，所以我們依約前往一位女士的家。

我們之前從未見過這位女士。我們在客廳，而蘿拉穿著她的禮服。女士對蘿拉說：「我要妳站著不動，這樣我才能把摺邊弄好。」蘿拉非常害怕的看著我，她跟我都知道她無法站著不動。蘿拉總是來回走動，避免血液集中在雙腳而昏倒，但今天蘿拉決定盡全力試試看。

站著三十秒不動之後，蘿拉轉頭看著我說道：「媽，我不行了……。」然後穿著漂亮禮服的她，就這麼昏倒在女士（我們才剛認識）的客廳地板上。

過沒多久，蘿拉甦醒過來，而這位好心的女士靠向蘿拉說道：「小妹妹，妳要多吃青菜啦！」結果蘿拉一路大笑到回家為止。到現在我們想到這件事還是會大笑，而且我們常開玩笑說，如果只要吃青菜就不會昏倒的話……然後我們又笑得更大聲。

蘿拉的幽默感對我們來說是一種徵兆，代表她了解自己的POTS，知道怎麼處理她的症狀，而且儘管得了POTS，她還是要享受人生。

對蘿拉與她的家人來說，治療POTS是一段很長的旅程，但蘿拉現在很健康，並且茁壯成長。準備寫這本書，對我來說也是一段很長的旅程。我在十幾年前就計畫寫這本書，直到現在開花結果。這段期間內，科學進步了，我的數千名疲倦青少年病患也得以康復，而我希望本書能幫助其他人追隨這些成功案例。

我試著讓這本書白話一點，所以我沒有列出學術性的參考資料，要大家去看醫學文章。但我在書中放了關於論文作者與主題的線索，因此假如你想讀遍所有資料，你可以在網路上搜索文章與資源，只要用一般的搜尋引擎或者「PubMed」（https://pubmed.ncbi.nlm.nih.gov/，譯註：主要用於檢索生命科學和生物醫學引用文獻及索引的免費搜尋引擎）就可以找到。

而且我們的對話會繼續下去！請不吝於寄信到 TiredTeenagers@gmail.com，向我們分享你的故事與想法。隨著醫學持續進步，或許有一天這本書會出新版，其中包含你告訴我的事情。

容我借用另一位病患的母親說過的話來替本書結尾。病患是一位少女，因為疲倦而來找我，之後就回家休養。但願我們每個人都能夠有這樣的正向經驗，而且甚至不用千里迢迢跑來明尼蘇達。

自從我們返家之後，女兒的改變令我目瞪口呆。
她每天運動而不用我們催促，嚴守養生之道，並且每天上學與外出。
我可以一直講下去，因為這實在太神奇、太喜悅了。

如果要把這樣的改善歸功於一件事，
我會歸功於求醫之旅，因為它讓我女兒重拾希望！

願你也能夠充滿希望。還有，願你能嚴守養生之道、多運動、去上學，以及多跟別人交際。驚喜吧！因為你也能夠康復！

# 致謝

本書從最初的構想至今已過了十五年，而從真正擬草稿以來也過了十年。我非常感激許多關鍵人物幫助這本書問世。

高中寫作老師——已故的羅德・弗拉格勒（Rod Flagler），啟發我寫作的熱情。弗雷德・格拉瑟（Fred Glauser）點燃我對醫療研究的熱情。克里斯・弗萊（Chris Frye）與尼爾・古多維茲（Neil Gudovitz）幫助我將疲倦青少年的相關概念，整理成一份出書企劃。奧莉薇亞・史莫特—霍爾（Olivia Smoldt-Hall）提供專業知識，將我的寫作風格塑造成更引人入勝的散文。梅約診所出版社（Mayo Clinic Press）的瑞秋・哈林・巴托尼（Rachel Haring Bartony）、丹・哈克（Dan Harke）與凱倫・華勒凡德（Karen Wallevand），以熟練的編輯技巧，將我原本七零八落的草稿，變成了你們現在所看到的成書。

雪莉・艾倫斯（Shelley Ahrens）與我一起照料病患，並且在實際撰寫本書草稿上貢獻良多。蘿拉與其父母的貢獻，讓本書得以成真，為讀者帶來希望與療癒；如今蘿拉正在進行高階研究，主題是POTS患者腦連接度的解剖學與生理學。金妮・克拉克（Jeannie

Clark）、凱・科米斯基（Kay Comisky）、艾米・貝拉（Amy Belal）與梅格・史圖爾（Meg Steuer），協助我們的病患採取更實際的康復步驟，而我很感激金妮與凱對於本書的實質貢獻。

這段期間，柯伯恩・波特（Co-Burn Porter）、唐・尼爾森（Dawn Nelson）、查德・布蘭茲（Chad Brands）、強・卡迪爾（Jon Caudill）、凱倫・伊特伯格（Karen Ytterberg）、艾米・瓊斯（Amie Jones）、凱爾西・克拉斯（Kelsey Klaas）、麥可・法洛（Mike Farrell），以及其他住在明尼蘇達州羅徹斯特市的人士，不但是我學習的對象，也與我一起學習。

我們在梅約診所進行中的研究與病患照護，受到專科同事的協助，這些同事包括肯・馬克（Ken Mack）、雪莉・德里斯柯爾（Sheri Driscoll）、辛蒂・哈貝克—韋伯（Cindy Harbeck-Weber）、布莉姬・畢格斯（Bridget Biggs）、丹尼爾・希爾克（Daniel Hilliker）、崔西・哈里森（Tracy Harrison）、鮑伯・威爾德（Bob Wilder）、路易・馬尼尼（Louai Manini）、羅賓・洛伊德（Robin Lloyd），以及梅約診所青少年自律神經失調工作小組的其他成員（同時感謝葛雷格・瓦爾與貝絲・瓦爾〔Greg and Beth Wahl〕慷慨支持他們）。

在克服世界各地慢性疲勞的征途中，我受益於同業的專業友好——妮莉・尼尼斯

（Nelly Ninis）、蕾溫·蓋文（Raewyn Gavin）、南西·昆茲（Nancy Kuntz）、茱莉安·史都華（Julian Stewart）、馬文·梅多（Marvin Medow）、吉賽拉·切利姆斯基（Gisela Chelimsky）與湯姆·切利姆斯基（Tom Chelimsky）、依瑪·賈傑（Imad Jarjour）、保羅·皮亞諾西（Paul Pianosi）、穆罕默德·努曼（Mohammed Numan），以及美國自律神經協會小兒科組的其他許多人。

美國自律神經失調青年網絡（Dysautonomia Youth Network of America，簡稱DYNA）的黛比·多米內利（Debbie Dominelli）給予的幫助，對我來說是一種福氣；自律神經失調專案組織的費里曼家族（Freemans），以及自律神經失調國際組織的羅倫·史帝爾斯（Lauren Stiles）則與我合作愉快。美國自律神經失調機構的茱莉·齊尼茲（Julie Chinitz）與吉爾·齊尼茲（Gil Chinitz），這幾年來的持續支持幫了我很大的忙。

萊絲莉·卡維（Lesley Kavi）以及英國POTS團體全體成員，教導我許多事情，此外比我更懂POTS的資深同事——梅約診所的菲力普·羅（Phillip Low）、沃夫岡·辛格（Wolfgang Singer）、寶拉·山德羅尼（Paola Sandroni）以及其他同仁——也在這段期間幫助我。而美國自律神經協會的比爾·切希爾（Bill Cheshire）、醫護之心社群的薩蒂許·拉吉（Satish Raj）與羅賓·楊森（Robin Youngson），以及紐西蘭小兒科協會的朋友們，協助我琢磨自己對於關懷疲倦青少年的想法。

本書內容中的正面價值，都是多虧了上述這些人，以及其他許多關鍵專業人士，帶給本書極為有益的投入與影響；本書若出了什麼問題，都是我的責任，而我樂意接受大家的指正，這樣本書改版時才能修改這些問題。

就我個人來說，父母與同事這幾年來就像是我的大家庭，但我還是特別感激我的太太朱莉（Juli），以及五個小孩、兩個媳婦、四個孫子，在這段漫長的過程中支持、幫助與鼓勵我。不過，如果這本書能為疲倦的青少年與其家人提供希望與療癒，我會歸功於上帝的力量與恩典，因為祂讓一切事情都成為可能。

我非常感謝大家。

國家圖書館出版品預行編目（CIP）資料

疲倦的青少年：孩子天天喊「累」？先別罵他懶，這可能是我們稱為「疲倦」而忽視的病。／菲力普・R・費雪（Philip R. Fischer）著；廖桓偉譯.--初版.--臺北市：大是文化有限公司，2021.11
240面；17×23公分.--（EASY；104）
譯自：Tired Teens: Understanding and Conquering Chronic Fatigue and POTS
ISBN　978-986-0742-82-4（平裝）

1. 慢性疲勞症候群　2. 自律神經系統疾病　3. 青少年

415.943　110012283

EASY 104

# 疲倦的青少年

孩子天天喊「累」？先別罵他懶，這可能是我們稱為「疲倦」而忽視的病。

---

作　　者／菲力普．R．費雪（Philip R. Fischer）
譯　　者／廖桓偉
審　　定／郭育祥
責任編輯／張慈婷
校對編輯／蕭麗娟
美術編輯／林彥君
副總編輯／顏惠君
總 編 輯／吳依瑋
發 行 人／徐仲秋
會　　計／許鳳雪
版權經理／郝麗珍
行銷企劃／徐千晴
業務助理／李秀蕙
業務專員／馬絮盈、留婉茹
業務經理／林裕安
總 經 理／陳絜吾

出 版 者／大是文化有限公司
臺北市 100 衡陽路7號8樓
編輯部電話：（02）23757911
購書相關諮詢請洽：（02）23757911 分機122
24小時讀者服務傳真：（02）23756999
讀者服務E-mail：haom@ms28.hinet.net
郵政劃撥帳號／19983366　戶名／大是文化有限公司

法律顧問／永然聯合法律事務所
香港發行／豐達出版發行有限公司 Rich Publishing & Distribution Ltd
地址：香港柴灣永泰道70號柴灣工業城第2期1805室
Unit 1805, Ph.2, Chai Wan Ind City, 70 Wing Tai Rd, Chai Wan, Hong Kong
電話：21726513　傳真：21724355
E-mail：cary@subseasy.com.hk

封面設計／孫永芳　內頁排版／江慧雯
印　　刷／鴻霖印刷傳媒股份有限公司

出版日期／2021年11月　初版
定　　價／新臺幣360元（缺頁或裝訂錯誤的書，請寄回更換）
ISBN／978-986-0742-82-4
電子書ISBN／9789860742800（PDF）
9789860742817（EPUB）



※作者聲明：
書中的資訊並不能代替專業的醫療建議，僅供參考。作者、編輯、出版者或發行者對由本書引起的任何人身傷害或財產損失不承擔任何責任。
本出版物不是由妙佑醫療國際翻譯的，因此，妙佑醫療國際將不對出版物中出現由翻譯引起的錯誤、遺漏或其他可能的問題負責。